저속노화는 삶의 돌아봄이
만든 선물 꾸러미다.

정희원 드림

정희원의

저속노화
명심 銘心
필사 노트

정희원의
저속노화
명심 銘心
필사 노트

1판 1쇄 펴냄 | 2025년 12월 1일

지은이 | 정희원
발행인 | 김병준·고세규
발행처 | 생각의힘
편   집 | 박소연·정혜지
디자인 | 김경민
마케팅 | 김유정·신예은·최은규

등 록 | 2011. 10. 27. 제406-2011-000127호
주 소 | 서울시 마포구 독막로6길 11, 2, 3층
전 화 | 02-6925-4185(편집), 02-6925-4188(영업)
팩 스 | 02-6925-4182
전자우편 | tpbook1@tpbook.co.kr
홈페이지 | www.tpbook.co.kr

ⓒ 정희원, 2025

* 이 책은 저작권법에 의해 보호를 받는 저작물이므로
  저자와 출판사의 허락 없이 내용의 일부를 인용하거나 발췌하는 것을 금합니다.
* 책값은 뒤표지에 있습니다.
* 잘못된 책은 구입하신 서점에서 교환해 드립니다.

ISBN 979-11-94880-33-2 (03510)

정희원의

저속노화
명심銘心
필사 노트

정희원 지음

생각의힘

들어가며
필사, 손끝에서 시작하는 울림과 집중

그동안 많은 사람의 노화 궤적을 연구했다. 연구실에서는 젊을 때부터 쌓인 고장이 어떻게 질병으로 변하고, 노쇠와 치매를 불러 결국 돌봄이 필요한 아픈 노년을 만드는지 공부했고, 진료실에서는 미시적인 개인들의 압축된 삶을 만났다. 그렇게 의사로서, 그리고 한 명의 생활인으로서 많은 사람이 이러한 급격한 변화를 겪는 모습들을 숱하게 보아왔다. 그렇게 병원을 오는 이들의 대부분이 짧은 기간에 건강을 회복할 묘책을 찾는다.

환자들은 각종 질환에 대한 효능을 부적처럼 흔들어대는 영양제 이야기를 늘어놓지만, 의사인 내가 약만으로는 해결할 수 없는 가장 근본적인 개선책을 이야기하면 눈을 흐리고 만다. 내가 늘 지속 가능한 선순환의 정답을 말하면, 머리로는 알아도 실천은 어렵다는 볼멘소리도 한다. 건강과 성취, 즐거움을 모두 그러쥐기를 원하지만, 정작 중심을 잃고 세 가지를 모두 잃어버리고 만다.

수십 년간 누적되어온 삶의 방향이 지금의 내 모습을 만들기에, 젊을 때부터 조금씩 벌어진 그 이격離隔이 만들어낸 노년의 불편함을 쉽고 빠르게 해결하는 것은 매우 어렵다. 반면, 방향을 더 건강한 쪽으로 조금씩 바꾸기 시작해서, 그 매일의 '조금'들이 누적되면 시간은 큰 변화를 선물해 준다.

  모든 것이 과잉인 세상, 눈코 뜰 새 없이 분주한 우리의 일상은 언제나 빠른 속도를 요구한다. 제 마음을 흠뻑 놓친 상태로 하루를 보내고 나면 몸과 마음도 그 속도에 지쳐버리기 일쑤다. 일터는 우리에게 우상향하는 성과를 재촉하고, 비교로 점철된 사회는 끊임없이 더 멋지고 화려한 모습을 요구한다. 그러다 보면 건강에 대한 생각도 왜곡되기가 쉽다.

  자기돌봄이 근본인 건강 관리 또한 빠르고 쉽게 극적인 변화를 바라는 요행으로 접근하곤 한다. 며칠간 굶거나 한 가지 음식만 먹어 체중을 줄이는 다이어트, 유행을 따른 갑작스러운 고강도 운동에 사람들의 마음이 쏠린다. 순간의 의지를 발휘해 이를 악물고 해 보는 이러한 시도들은 잠깐은 변화가 가능할지 모르지만, 애초에 평생을 지속하기는 어려운 생활 습관이다.

  결국 의지력은 닳아 없어지고, 다시 방만한 삶으로 되돌아간다. 스스로 무리하는 동안 스트레스를 받은 몸은 기초대사량을 잔뜩 움츠러들게 한다. 그렇게 좋지 않은 경험이 반복된다. 그 후에 남는 것은 굶는 동안 빠져버린 근육량과, 요요에 의해 처음보다 더 늘어버린 체지방일 가능성이 높다. 건강 관리한다고 노력은 하지만, 내 몸에는 가속노화의 생채기를 내고 마는 형국이 된다.

읽고 멈추지 않고 쓰면서 내 것으로 만들다

  그동안 여러 권의 책을 비롯해 다양한 매체에서 건강과 성취, 즐거움의 선순환을 만들면서 그야말로 굵고 길게 잘 살 수 있는 방법들을 이야기했다. 저속노화는 단순히 명을 오래 붙이는 기술이 아니라, 시간이 지날수록 삶의 밀도를 높이는 성장 마인드셋이자 농밀하게 잘 먹고 잘 사는 삶의 전략이다. 내게서 몰입, 시간, 즐거움 등을 '빼앗는 금욕'이 아니라 나와 다른 존재들을 '덜 해치고' 삶을 '더 누리는 기술'이다.

그런데 저속노화와 건강한 삶에 대해 이야기하고, 또 사람들을 만나면 만날수록 실천을 통한 선순환의 가장 기본이 되는 것은 내 삶의 뿌리, 즉 마인드셋이라는 것을 더욱더 느끼게 된다. 말을 물가에 데리고 갈 수는 있더라도 억지로 물을 마시게 할 수는 없듯, 생각을 바꿀 수 없다면 아무리 좋은 무기들이 있더라도 실천에 이르게 할 수 없다는 것을 느꼈다. 그래서 이번에는 '읽으면 알겠다'에서 멈추지 않고 '써서 내 것이 된다'로 넘어가기를 바랐다. 마침내 그동안 해왔던 이야기들의 핵심을 모아 특히 마음에 새길 수 있도록 이 책을 썼다.

필사筆寫는 그저 머리로만 읽을 때와는 다른 깊은 울림과 집중을 준다. 한 문장을 눈으로 훑을 때는 금세 다음 자극이 덮어버리지만, 손으로 옮겨 적는 동안에는 호흡이 느릿하게 편안해지고, 마음의 소음은 낮게 고요해진다. 늘 글쓰기는 뇌의 근력 운동이자 명상과 같다고 이야기해 왔다. 한 자 한 자를 고르고 배치하는 과정은 뇌 곳곳을 활성화하고 새로운 신경 연결을 일으키며, 복잡한 번뇌를 정리할 수 있다. 손으로 직접 쓰는 느린 행위는 즉각적 자극에 길든 뇌를 느린 보상에 익숙하게 만든다. 내 마음이 좋은 습관을 향하도록 만들기에 필사만 한 것이 없다. 여러분이 이 책의 문장들을 필사하면서 생각에 촘촘한 그물망이 생기고, 그 과정에서 좋은 마음챙김을 경험하길 기대한다.

　문장의 뜻을 이해하고, 내 삶의 장면에 대입해 보고, 내 언어로 한 줄 메모를 덧붙이는 것까지가 이 노트의 사용법이다. 그렇게 이 책을 통해 바쁜 삶의 흐름을 잠시 늦추고, 자신의 신체와 마음을 돌보는 시간을 가질 수 있기를 바란다. 그 과정을 통해 결국에는 더 멀리, 더 오래 달릴 수 있게 될 것이다. 멀리 간다는 말은 목표를 더 많이 이루자는 뜻이 아니다. 덜 지치고, 덜 흔들리고, 더 오래 '나답게' 머물자는 뜻이다.

나만의 호흡으로 쓰고, 나다운 속도로 흐르는 삶

　이 책을 읽고 쓰는 과정이 부담되지 않도록, 그동안 책, 인터뷰, 유튜브, 강연, 트위터 등에서 해왔던 이야기들을 짧은 문단 형식으로 담아냈다. 각 꼭지는 저속노화와 더 좋은 삶을 위한 핵심 메시지 및 그에 대한 해설로 구성되어 있다. 저속노화의 원칙들은 크게 마인드셋, 식단, 습관, 움직임, 자기돌봄 등 삶의 여러 면에 걸쳐 있지만, 모두 얽혀져 있기에 구역을 별도로 정하여 주제별로 모으지는 않았다. 실제 삶은 분절되어 있지 않기 때문이다.

　대신 여러분이 자신의 상황에 따라 순서를 바꾸어 읽어도 무방하도록 설계했다. 필사책이지만, 특별히 정해진 사용법은 없다. 다만 아침에 일어나 이 노트의 한 페이지를 필사하며 하루를 시작하거나, 밤에 잠들기 전 마음을 정돈하는 시간을 가지면 좋겠다. 책을 읽는 것만으로 빠르게 스트레스 지수가 떨어진다는 연구가 있고, 글쓰기 역시 긴장을 낮추어준다는 증거가 있으니 자기 전에 느리게 읽고 써보는 일은 잠을 부르는 수면제의 역할을 해줄지도 모른다.

  조급함을 내려놓고 편안한 마음으로 책을 펼쳤으면 한다. 때로는 한 문장을 반복해서 써보며 천천히 음미하는 것도 좋다. 부담 없이 필사하다 보면 문득 나 자신과 대화하는 느낌이 찾아올지도 모른다. 그렇게 나만의 속도로 책을 따라가며 변화하는 일상을 느껴보길 희망한다. 저자인 내가 바라는 최고의 시나리오는 이 책이 닳고 헤질 때까지 여러분의 곁에 머무르며, 삶을 저속노화적 측면에서 긍정적으로 바꾸는 버팀목이 되어주는 것이다.

  부디 이 필사 노트가 여러분의 느린 변화의 여정에 따스한 길잡이가 되길 바란다. 빠른 일상의 시간 속에서도 나만의 시간을 찾는 마음, 그리고 나를 돌보는 꾸준함을 잃어버리지 않도록, 그리고 잊어버리지 않도록 이 책이 여러분의 곁에서 응원할 것이다. 우리 앞에 펼쳐질 더 소중하고 행복한 시간들을 위해, 오늘도 한 줄을 쓰며 느리게 호흡해 보자. 언젠가 이 책을 덮은 뒤, 당신의 삶, 몸과 마음이 예전보다 조금 더 건강하고 평온해졌다면 저자로서 그것만큼 기쁜 일도 없을 것이다.

차례

들어가며 · 필사, 손끝에서 시작하는 울림과 집중 5

001 저속노화는 삶의 선순환을 만드는 마인드셋 16
002 지금이 가장 이른 때다 18
003 노년을 긍정적으로 생각하는 사람이 더 건강하다 20
004 저속노화는 삶의 덜어냄이 만든 선물 꾸러미 22
005 건강은 관리의 대상이 아니라 즐겁게 사는 수단이자 결과다 24
006 저속노화는 긴 시간 농밀하게 인생을 영위하는 삶의 전략 26
007 청빈은 결핍이 아닌, 생생한 삶의 회복 28
008 당신의 삶이 노화의 속도를 결정한다 30
009 지금 시작해야 내일의 나와 내 사람들이 행복해진다 32
010 무엇을 먹고 어떻게 움직였으며 무엇을 욕심부렸고
    어떻게 쉬었는가 34
011 해마다 나이를 먹되, 해마다 더 멀리 간다 36
012 사람의 내재 역량은 기업의 내재 가치와 같다 38
013 생활의 균형이 건강한 중용을 향하도록 지속가능한
    전략을 취하라 40
014 평생 공부하고 일하는 것은 치매 예방책이자 노쇠 예방책 42

015 건강한 노년은 세상의 욕망에서 자유롭다　44

016 저속노화의 첫걸음은 더하는 기술이 아니라 빼는 감각　46

017 삶의 길이를 연장하는 게 아닌 삶의 과정을 잘 빚어야 한다　48

018 젊을 때의 구조 개혁은 미래의 나에게 붙는 복리 이자다　50

019 마흔이 되면 자기 얼굴에 책임을 져야 한다　52

020 은퇴해도 자기효능감은 계속될 수 있다　54

021 돈, 집, 자동차가 아닌 진정 중요한 것들의 목록을 점검하라　56

022 내재 역량은 서로를 살리는 순환을 뜻한다　58

023 중독적인 설계에 내 혀를 맡길 것인가,
내가 내 혀의 설계자가 될 것인가　60

024 국은 슴슴하게, 밥은 잡곡으로, 식탁의 전환이 나를 바꾼다　62

025 자연의 식재료를 선택하면 우리 몸은
비만 약의 효과를 발휘한다　64

026 살을 빼는 식탁을 넘어, 건강하게 근육을 채우는 식탁이 된다　66

027 식습관이 정상화되면 경험하는 세계가 다르게 보인다　68

028 영양제 살 돈으로 운동을 배워라　70

029 버려야 할 것은 탄수화물이 아니라 '빨리, 곱게, 많이'
먹는 습관이다　72

030   달콤한 맛을 내세운 것 중 이로운 것은 거의 없다   74

031   하루 정도 당분이 없고 탄수화물 함량이 낮은 식사를 해보자   76

032   채소로 시작해 단백질을 더하고 탄수화물로 마무리하는
      거꾸로 식사법   78

033   과일은 껍질째 먹는 것이 좋다   80

034   물도 적당히 마셔야 좋다   82

035   내 배의 80% 정도만 먹고 수저를 내려놓아라   84

036   공복과 포식을 경험하는 패턴이 우리 몸에 자연스럽다   86

037   체중은 달이 아니라 그 달을 가리키는 손가락에 가깝다   88

038   지속가능한 신체 기능의 개선과 근육량 키우기가 먼저다   90

039   나이 들수록 밥을 먹고 운동하는 게 이롭다   92

040   지방의 제자리를 찾아주자   94

041   술은 젊은이의 삶을 가장 빠르고 깊게 깎아내린다   96

042   '무엇을 더 먹을 것인가'가 아닌 '무엇을 덜 해롭게 먹을 것인가'   98

043   자기돌봄을 최전선 전략으로 삼을 때 쾌락은 짙은 잔향을 준다   100

044   잠시 멈추었다가 다시 이어갈 수 있는 구조를 만들어라   102

045   미래의 나를 의식하는 습관은 나를 확장해 사랑하는 연습   104

046   의지는 원래 약하다. 습관으로 만들어야 한다   106

047   나쁜 습관을 내려놓는 법을 배우는 것이 먼저다   108

048   70%를 꾸준히 쓰는 것이 100%를 한번에 쓰는 것보다 낫다   110

049   오래 사는 법이 아니라, 다시 돌아오는 법을 연습하라   112

050   저속노화는 좋은 습관으로의 편안한 레드카펫을
      깔아놓는 일   114

051 건강은 의지 싸움이 아니라 취향과 설계의 합이 만드는 협주곡　116

052 고통을 피하려는 본능을 이겨야 한다　118

053 일상을 리모델링하는 것만으로도
많은 스트레스를 줄일 수 있다　120

054 삶의 내구성은 전진할 때가 아니라,
회복을 설계할 때 단단해진다　122

055 40대의 모든 습관이 20년 후를 결정한다　124

056 내일 잘 자는 최고의 방법은 오늘 잘 자는 것　126

057 알코올의존증에 빠진 뇌는 장기 수면 부족에
시달린 뇌와 같다　128

058 잠은 내 건강의 모든 것과 연결되어 있다　130

059 산책 한 바퀴가 뒤엉킨 아이디어의 실타래를 푼다　132

060 휴가는 '생활 리밸런싱'의 최적기　134

061 덜어내듯 쉬며 지금 내가 어디에 와 있고, 어디로 가고 싶은지
생각하자　136

062 자기돌봄은 성과의 전제조건, 정돈된 마음은 생각을
예리하게 하는 칼　138

063 몰입은 집중 상태인 동시에 마음의 엔트로피가 낮아진 상태　140

064 더 적게 흔들리고 더 오래 집중할 수 있는 사람이 강자　142

065 성장하는 30년이 될 것인가, 아프고 노쇠한 30년이 될 것인가　144

066 목적지에 닿기 위해서가 아니라 살아 있기 위해 걸어야 한다　146

067 걷기는 만병통치약과 같은 운동　148

068 운동은 부작용이 없는 코카인　150

069 오늘 몸을 깨우면 내일의 반걸음이 길어지고 모레의 마음이

	잔잔해진다 152
070	고강도 운동은 부작용이 별로 없는 치매 예방약 154
071	근력 생성 호르몬은 온몸에 좋은 변화를 일으킨다 156
072	절제된 생활 습관과 충분한 운동으로 건강한 활성산소를 만들어라 158
073	인지 예비능을 개선하는 것은 근력 운동과 비슷하다 160
074	코어를 개선하는 것은 '화병 약'을 먹는 것과 같다 162
075	척추가 길게 서고 골반이 수평을 찾는 순간 올바른 삶이 시작된다 164
076	일상의 미세 정렬을 자주 확인해야 운동의 이득이 단단해진다 166
077	우리 몸은 사용하지 않는 것은 기능을 잃어버리는 특징이 있다 168
078	오래가는 몸은 넓게 훈련하고 적당히 욕심 내는 몸 170
079	잠깐의 자극이 아닌 땀과 노고가 들어간 기쁨을 선택하라 172
080	끊임없는 비교는 가속노화를 부른다 174
081	마음챙김 수련을 통한 마음건강이 노화를 지연시킨다 176
082	금주를 돕는 최고의 보약은 운동과 마음챙김 178
083	악기 연주를 잘하는 사람보다 먼저 건강한 사람이 되어야 한다 180
084	에고가 아니라 셀프가 중요하다 182
085	마음챙김 명상은 지금 이 순간에 머무르는 것이 핵심 184
086	미세한 감각의 회복은 삶을 바라보는 관점에 좋은 변화를 준다 186

087	호흡은 몸과 마음을 연결하는 닻이며, 통로	188
088	누구나 인지 예비능 부자가 될 수 있다	190
089	'잡곡밥 같은 도파민'이 필요하다	192
090	무엇이든 배우고 공부할 수 있는 능력이 미래의 생존 기술	194
091	글쓰기는 뇌가 하는 근력 운동, 달리기, 명상	196
092	밤에는 어두운 분위기에서 책을 읽거나 명상을 하거나 글쓰기를 해보자	198
093	한 호흡, 한 걸음, 한 숟가락씩에 나의 충동을 덜어내라	200
094	강한 사회적 연결은 건강과 장수에 긍정적 효과를 준다	202
095	한 사람의 건강이 한 사회의 건강이 된다	204
096	가속노화된 리더가 주변을 가속노화시킨다	206
097	SNS와 광고에 맞춰진 템포를 버리고 나만의 리듬을 찾아라	208
098	'얼마나 더 벌 것인가'가 아니라 '어떻게 잘 쓸 것인가'를 물어라	210
099	건강 리터러시는 무엇이 나에게 유익한가를 올바르게 가늠하는 힘	212
100	자산 포트폴리오를 관리하듯 건강의 포트폴리오를 관리하라	214
101	미래의 내가 고맙다고 말할 수 있는 1년을 만들어라	216

출전 218

1

누군가가 내게 "그래서 저속노화가 뭔가요?"라고 묻는다면, 나는 이렇게 답하겠다.
"저속노화는 삶의 선순환을 만드는 마인드셋입니다."

나는 사람의 건강을 나무에 비유한다. 저속노화 마인드셋은 나무가 자라는 토양이다. 토양이 비옥하면 씨앗은 제때 싹트고, 가뭄이 와도 버틴다. 마인드셋은 뿌리가 잠기는 흙, '나에게 중요한 것what matters'은 곧게 서는 줄기, 생활 습관은 사계절을 통과하는 가지와 잎이다. 토양이 산성화되면 물과 비료를 부어도 나무는 금세 시들 듯, 나의 마인드셋이 비교와 과잉 자극, 즉각적 보상에 길들여져 내가 삶을 영위하는 원칙에 고장을 내면 정갈한 생활 습관이 내 삶 속에서 지속가능하게 꽃피우기는 어렵다.

생각을 먼저 바꾸면 저절로 선순환이 시작된다. 토양이 좋아지면 물이 잘 스며들듯, 삶에 공간을 만들면 잘 먹고 잘 잘 여유가 생긴다. 물이 스며드니 잎은 광합성을 왕성하게 시작할 수 있듯 좋은 잠은 집중과 기분을 개선해 준다. 이렇게 풍부해진 내 마음의 에너지는 다시 내 삶의 마인드셋을 두텁게 한다. 저속노화는 내 삶이 자라나는 토양을 바라보는 관점이다. 흙을 먼저 살리고, 줄기를 바로 세우면 꽃과 열매, 즉 성취, 즐거움, 좋은 라이프 스타일은 저절로 따라온다.

생각을 먼저 바꾸면 저절로 선순환이 시작된다.
저속노화는 삶의 선순환을 만드는 마인드셋이다.

2

돈의 세계에서는 간혹 일확천금을 얻기도 하지만,
노화와 질병의 세계에서는 그런 일이 없다.
돈의 세계에서는 파산과 재기가 가능하지만,
노화와 질병의 세계에서 삶의 기회는 단 한 번이다.
가속노화의 삶을 산다는 것은 불리하게
조작된 슬롯머신 게임을 강제로 계속해야
하는 것과 마찬가지다. 지금이 가장 이른 때다.

돈의 세계에는 우연의 창구가 있다. 누군가는 일확천금을 맞고, 누군가는 파산 뒤에도 재기의 자본을 모은다. 그러나 노화와 질병의 세계에는 그런 구멍이 없다. 여기서는 복권도, 리셋 버튼도, 파산 보호도 없다. 한 번의 큰 이득이 모든 손실을 메워주지 않고, 한 번의 큰 손실이 이후의 모든 이득을 갉아먹는다. **시간은 비가역적이고, 몸은 경로의존적이다.** 이 비대칭을 이해하는 순간, 건강에 아직 문제가 없을 때부터 관리를 잘 해두어야 한다는 생각을 깨달을 수 있다.

가속노화의 삶은 기댓값이 음수인 게임판에 앉아 도박장이 우리의 판돈을 갉아먹도록 내버려두는 일과 같다. 잠을 줄이고, 설탕과 술에 기대고, 움직임을 미룰수록 위험은 복리로 쌓인다. 슬롯머신은 가끔 화려한 잭팟 소리를 들려주지만, 내 장부는 늘 조용히 적자다. **반대로 적정한 강도와 확실한 회복이 장기 성과를 극대화한다. 복리의 장기 성과에서는 늘 언제 시작하는지가 승패를 가른다.**

지금은 항상 가장 이르고 저렴한 때이고, 나중은 늘 가장 늦고 비싼 때다.

노화와 질병의 세계에서 삶의 기회는 단 한 번이다.
지금은 항상 가장 이르고 저렴한 때이고, 나중은 늘
가장 늦고 비싼 때다.

3

노년에 대해 긍정적 사고를 하는 이들이
부정적으로 생각하는 이들보다 7.5년 더 생존했다.
노화에 대한 부정적 인식을 가진 사람들의
혈중 스트레스 호르몬 수치가 더 높게 나타나기도 했다.
수명을 7.5년 줄이는 효과는 평생 하루 한 갑 정도
담배를 피우는 것과 비슷하다.

미국의 억만장자 브라이언 존슨은 매년 30억 원에 달하는 돈을 자신의 '항노화'를 위해 지출한다. 건강상 좋지 않아 보이는 그 어떤 음식도 먹지 않으며, 80여 가지의 영양제를 복용하고, 아들의 피를 수혈받기도 한다. 그는 '죽지 마라don't die'고 쓰인 티셔츠를 입고 다니며 노화를 어떻게든 몰아내려 한다. 많은 이가 저속노화적 라이프 스타일을 이러한 것으로 오해한다. 모든 즐거움을 제거하고, 자신을 올바른 생활 습관으로 옭아매야 한다고 보는 것이다.

틀렸다. 저속노화적인 라이프 스타일의 핵심은 노년에 대한 긍정과 전반적인 삶의 균형에 있다. 건강하게 장수에 성공한 노인들은 낙천적인 경우가 많다. 즐겁게 사는 것이 중요하다. 때로는 술과 고기로 좋은 시간을 보내도 문제될 것이 없다. 평소에 조금 더 경박단소하게 먹고 움직이면 그만이다. 노화를 몰아내려 너무 애쓰고 항노화에 집착하면 그토록 피하던 죽음을 더 빨리 맞이할 공산이 크다.

년 월 일

저속노화적인 라이프 스타일의 핵심은 노년에 대한 긍정과 전반적인 삶의 균형에 있다.
평소에 조금 더 경박단소하게 먹고 움직이면 그만이다.

(4)

저속노화 라이프 스타일은 몸과 마음이
건강해지고, 경제적이며,
지구에도 이로운 것들로 이루어진다.

저속노화 라이프 스타일은 덜어냄의 미학이 만든 선물 꾸러미다. 담백한 식사와 규칙적인 수면, 신체 활동 등의 기본값을 정렬하면 대사가 개선되며 체성분이 좋아진다. 섬유질과 단백질이 많은 식탁은 식후 인슐린 급등을 낮추고, 밤에 술과 당분을 비우고 자면 코르티솔의 일중 곡선이 정상화된다. 아침이 맑아지고, 몸은 가벼워지고, 마음은 잔잔해진다.

이 방식은 지갑에도, 지구에도 이롭다. 가공식품, 과음, 충동구매를 줄이고 집밥, 걷기와 운동, 수면에 투자하자. 생활비가 절약되는 것은 물론, 미래의 의료 비용과 돌봄 비용도 예방된다. 식단에 콩과 통곡물을 더하고 붉은 고기를 줄이면 같은 단백질이라도 비용이 절감되는 것은 물론 탄소 배출량도 감소된다. 다리를 이동의 기본값으로 사용하면 역시 이 모두가 좋아진다. 몸과 마음, 지갑, 지구에 모두 이로운 선순환이다. 결국 저속노화는 나에게 좋기도 하며 세상에 덜 해롭기도 한 것이다.

저속노화 라이프 스타일은 몸과 마음이 건강해지고, 경제적이며, 지구에도 이로운 것들로 이루어진다.

〔5〕

건강은 관리의 대상이 아니라 즐겁게 사는 수단이자,
즐겁게 잘 사는 삶의 결과다.

목표 지향적인 이들은 관리와 측정에 매달린다. 매일의 체중, 칼로리, 걸음 수, 수면 점수를 모두 수치화해 쥐어짜려 한다. 변동성을 줄여 매일 이 지표들을 고정된 직선으로 만들고자 한다. 그러나 건강은 공장에서 만들어내는 제품의 규격이 아닌, 흐름이다. 숫자가 흐름을 대체하면 건강 습관은 프로크루테스의 침대*가 된다. 관리라는 단어가 주는 부담은 금방 피로를 불러, 오히려 작심삼일을 만들 수 있다. 통제적인 언어가 주는 맥락은 내적 동기나 지속성을 떨어뜨린다는 근거가 많다.

그래서 길을 바꿔야 한다. 숫자에 나를 맞추는 대신, 리듬에 숫자를 맞춘다. 결과 목표(체중, 칼로리)보다 과정 목표(아침을 잘 먹기, 오늘 근력 운동 꼭 하기)를 우선에 두자. '밤 10시가 되면 휴대폰을 멀리하고 책을 펼친다'는 식으로 과정을 어떻게 구현할지에 조금 더 생각을 둔다. 시시각각의 주가를 보는 것이 의미가 없듯, 매일의 활동량이나 수면 점수에 집착하지 말고, 주간, 월간의 긴 흐름을 보자. 숫자는 길이 아닌 표지판이며, 달이 아닌 손가락이다. 물 흐르듯 편안히 해보자.

---

* 프로크루테스라는 강도가 행인을 붙잡아 키가 작거나 크면 잘라내거나 늘려서 죽였다는 그리스 신화의 일화. 자신만의 기준에 맞춰 타인 등을 재단하는 행위를 비유한다.

년　월　일

건강은 관리의 대상이 아니라 즐겁게 사는 수단이자, 즐겁게 잘 사는 삶의 결과다.
숫자는 길이 아닌 표지판이며, 달이 아닌 손가락이다.
물 흐르듯 편안히 해보자.

6

저속노화는 긴 시간 농밀하게
인생을 영위하는 삶의 전략이다.

저속노화는 그저 명을 오래 붙여놓기 위한 기술이 아니다. 성장 마인드셋으로 내재 역량을 키워 시간이 지날수록 삶의 밀도를 높이는 전략이다. 나이가 들수록 할 수 있는 것이 줄어든다고 믿는 순간, 몸과 마음은 그 믿음에 맞춰 축소된다. 반대로 나는 계속 배우고 강해질 수 있다는 관점을 선택하는 순간, 내재 역량이 조금씩 넓어진다. ==근육이 늘면 활동 반경이 커지고, 집중이 길어지면 일의 깊이가 생기며, 마음이 단단해지면 관계가 농밀해진다. 나이는 숫자이되, 역량은 서사다.==

몸과 마음의 여력이 커질수록 같은 식탁도 더 맛있고, 같은 풍경도 더 깊다. 그래서 저속노화는 금욕이 아니라 농밀하게 잘 먹고 잘 사는 법이다. 결국 질문은 이것이다. 더 빨리 나이 들지 않기 위해 무엇을 나에게서 빼앗을 것인가가 아니라, 더 잘 살기 위해 무엇을 키울 것인가. ==나이 듦은 잃어버리는 과정이 아니라 가능한 것들이 늘어나는 과정이 된다.== 연습 같은 삶에서 시간은 적이 아니라 재료가 되고, 삶은 길어질수록 더 짙어진다.

저속노화는 긴 시간 농밀하게 인생을 영위하는 삶의 전략이다. 더 잘 살기 위해 무엇을 키울 것인가.
나이 듦은 잃어버리는 과정이 아니라 가능한 것들이 늘어나는 과정이 된다.

(7)

조금만 소비하고 단순하게 사는 사람들이
삶을 더 긍정적으로 느끼고,
일상을 더 만족하는 경향이 뚜렷하다.

단순하게 사는 것이 '노잼'이며, 낙을 거세하는 삶이라 싫다는 이들이 많다. 하지만 덜 소비하고 단순하게 사는 삶은 금욕이 아니라, 오히려 정서적인 성공 방정식에 가깝다. 불필요한 소비, 일, 물건, 관계가 줄면 주의는 명료해지고 피로는 줄어든다. 내가 느끼는 보상감의 기준선이 낮아진다. 자극을 계속 올리는 방식이 아니기에, 뇌는 미세한 즐거움을 다시 확대해 해석한다. 즐거움의 채도가 높아지고, 잃어버렸던 삶의 낙이 차츰 회복되기 시작한다.

스토아 학파에선 반대급부를 만드는 쾌락과 소유를 줄여 번뇌를 줄이라 하였다. 고통을 견디라는 의미가 아니다. 노자 역시 덜어냄 속에서 자연스러운 흐름을 되찾으라 하였다. 사람을 대상으로 한 여러 연구 역시 물질에 대한 지향이 높을수록 삶에 대한 만족과 정서적 안녕감이 낮다는 관찰을 일관되게 보고하고 있다. 소유를 늘리는 대신 시간의 풍요를 선택하면 삶에 대한 만족감이 증가한다는 근거도 충분하다. 그래서 청빈은 결핍이 아닌, 생생한 삶의 회복이다.

년 월 일

조금만 소비하고 단순하게 사는 사람들이 삶을 더 긍정
적으로 느끼고, 일상을 더 만족하는 경향이 뚜렷하다.
청빈은 결핍이 아닌, 생생한 삶의 회복이다.

(8)

당신의 삶이 노화의 속도를 결정한다.
인간의 본능에 충실하게 따른 결과는 장기적으로
큰 문제를 가져올 수 있다.

본능을 그대로 따른 결과는 원시의 들판에서는 생존이지만, 오늘의 도시에서는 가속노화다. 당도 높은 열량을 보면 저장하려 달려들고, 움직임을 아끼기 위해 앉아 있으려 하고, 밤이 깊어도 불빛이 반짝이면 깨어 있으려는 몸의 설정값은 사냥과 기근, 어둠과 추위를 견디기 위해 만들어졌다. 끝없이 스크롤하는 화면과 언제든 배달되는 음식, 비교를 부추기는 사회는 우리에게 '지금 더'를 끊임없이 자극한다. 본능은 여전히 '즉시' 충족되는 것을 구원이라 믿지만, 그 즉시는 내일의 회복을 해친다. 결과는 빠른 소모다.

원시의 본능은 아직도 내 안에서 잘 작동하는 레거시 코드legacy code다. 문제는 코드가 나쁘다는 게 아니라, 실행 환경이 달라졌다는 데 있다. 해법은 본능을 부정하는 게 아니라, 근거에 닿은 이성으로 삶의 운동장을 설계하는 일이다. 저속노화적인 라이프 스타일은 명확하기에, 근거에 기대어 계획을 세우고, 작은 습관으로 자동화를 만들며, 좋은 경험을 자주 쌓아 뇌가 이 길을 기억하게 하면 된다. 더하여, 가끔의 일탈은 허용하되, 다시 돌아오는 루틴을 만들어두면 된다.

년 월 일

당신의 삶이 노화의 속도를 결정한다. 인간의 본능에 충실하게 따른 결과는 장기적으로 큰 문제를 가져올 수 있다. 가끔의 일탈은 허용하되, 다시 돌아오는 루틴을 만들어두면 된다.

9

자신은 이미 늦었으니 즐겁고 편하게 살다가
죽겠다는 생각은 옳지 않다.
이런 자세는 자신에 대한 폭력일 뿐 아니라,
고장 난 자신을 상당 기간 돌보아야 할 주변 사람들에
대한 무책임한 테러 행위라 해도 과언이 아니다.

굵고 짧게 살다가 팍 가겠다, 이미 늦었으니 편하게 살다가 가겠다는 말은 수동공격적인 자기 파괴다. 사실 이렇게 되기가 어렵다. 인간의 생은 영화처럼 팍 끝나지 않는다. 갑작스런 깔끔한 죽음보다는 수년에서 수십 년 이어지는 기능 저하와 돌봄의 시간으로 마무리되는 경우가 훨씬 많다. 그래서 건강에 대한 거부감을 보이다 죽겠다는 선택은 실제로는 오래 불편하게 살 가능성을 높인다. 더구나 그 불편은 나 혼자 감당하지 않는다.

대개 나쁜 결과는 배우자와 자녀, 동료와 친구, 나아가 시민사회의 시간, 돈, 감정을 함께 소모한다. 말하자면, 미래의 나와 사랑하는 사람들에게 떠넘기는 지연된 폭력이다. 이미 늦었다는 말 대신 이렇게 바꾸어보면 어떨까. '지금 시작하면, 내일의 나와 내 사람들에게 빚을 덜 진다.' 방향을 조금씩 바꾸기 시작하면 우리는 스스로 사랑하는 이들에게 선물을 남길 수 있다. 그 선물은 바로 오래도록 나답게 사는 시간이다. 그렇게 바뀌면, 즐거움도 더해진다.

년 월 일

'지금 시작하면, 내일의 나와 내 사람들에게 빚을 덜 진다.' 방향을 조금씩 바꾸기 시작하면 우리는 사랑하는 이들에게 선물을 남길 수 있다. 그 선물은 바로 오래도록 나답게 사는 시간이다.

(10)

나이가 들어서 "기력이 쇠하는 이유는
그저 나이 들어서가 아니라 젊은 시절을 방탕하게
보냈기 때문인 경우가 더욱 많다."

로마의 집정관을 지낸 대문호 키케로의 말이다. 여러 연구를 모아 놓고 보면 내가 나이 들어가는 모습의 궤적은 그동안 살아온 삶의 누적이 90%, 유전자가 10%라고까지 이야기한다. '방탕하게'라는 표현은 조금 과하다 싶다. 내가 의도치 않게 노출되었던 환경, 예를 들어 사회의 정치적 스트레스나 성차별, 대기 오염이나 전반적 교육 수준 등도 나의 노화 궤적에 영향을 주기 때문이다.

그럼에도 불구하고 노화 속도의 대부분에 영향을 주는 것은 내가 만들어가는 생활들의 누적이다. 무엇을 먹고 몸을 어떻게 움직였으며, 무엇을 욕심부렸고 어떻게 쉬어주었는지가 모여서 나의 노화 시계에 기록을 남긴다. 나의 세포, 조직, 장기가 고장 나는 속도에 이렇게 차이가 생긴다. 젊었을 때는 변화가 미세해서 자각하기가 어렵다. 하지만 중년이 되면 내가 가진 질병의 목록으로 돌아온다. 그 궤적이 계속 이어져서 종국에는 내가 노쇠와 만나는 시기를 결정하게 된다.

년 월 일

무엇을 먹고 몸을 어떻게 움직였으며, 무엇을 욕심부렸고 어떻게 쉬어주었는지가 모여서 나의 노화 시계에 기록을 남긴다.

11

자연스러운 식사와 충분한 수면, 꾸준한 운동을 통해
정신력과 체력, 마음챙김을 건강한 상태로 유지하고
정상적으로 작동하는 머릿속의 보상 체계와
몰입력을 갖춘 상태라면 나이는 숫자에 불과하다.

노인의학 연구에서 사람의 노화 정도를 파악하는 방법 중에 고장 난 정도를 측정하는 계산 방법이 있다. 나의 신체, 인지, 사회, 정서, 감각기능을 포괄한 내재 역량이 쇠퇴한 낙폭을 계산하면, 분자생물학적으로 계산한 노화 시계와 꽤 의미 있는 상관관계를 보인다. 이 고장은 생물학적 노화에 의해서도 쌓여가지만, 내가 어떻게 정신력과 체력, 마음 근력을 만들어가는지에 따라 나이가 들더라도 오히려 좋아질 수가 있다. 그것은 그야말로 내가 만들어낼 수 있는 역노화다.

나이는 달력의 눈금일 뿐이다. 몸이 매일의 리듬을 회복하고, 머릿속의 보상 체계가 제자리를 찾으면 단순히 숫자로만 설명할 수 있는 것이 급격하게 줄어든다. 그렇게 나를 성장시키는 것에 몰입하여 즐거움을 얻을 수 있게 되면 나이가 들어도 나의 성능은 계속 좋아진다. 일정한 시간에 잠들고 깨어나는 단조로움과 덜 자극적인 식사, 움직이면서 흘린 땀은 내가 찾는 보상을 즉각 자극에서 장기 만족으로 바꾼다. 그렇게 우리는 해마다 나이를 먹되, 해마다 더 멀리 간다.

자연스러운 식사와 충분한 수면, 꾸준한 운동을 통해 정신력과 체력, 마음챙김을 건강한 상태로 유지하고 정상적으로 작동하는 머릿속의 보상 체계와 몰입력을 갖춘 상태라면 나이는 숫자에 불과하다.

(12)

사람의 내재 역량은 기업의 내재 가치와 무척 비슷하다.
기업의 가치를 평가할 때 유무형의 보유 자산,
미래의 현금 창출 능력과 성장 가능성을 종합해서
계산한 하나의 참고가 내재 가치라면,
사람의 내재 역량은 보유한 건강 자산의 총합이다.

기업을 볼 때 지금의 주가가 아니라 유무형 자산, 현금 창출 능력, 성장 가능성을 묶어 가치를 가늠한다. 사람도 같다. 겉으로 보이는 체중이나 스펙, 팔로워 수가 아니라, 근육과 심폐 기능, 뇌의 맑기, 배움의 탄력 같은 건강 자산의 총합이 진짜 가치다. 오늘의 에너지와 내일의 회복을 만드는 능력, 예상치 못한 충격을 흡수하는 내구성, 나이 들어도 배울 수 있는 성장성은 기업의 현금 흐름과 성장 옵션에 해당한다. 수면 부채, 과음과 흡연, 끊어진 루틴은 위험 프리미엄을 높이고, 미래 가치를 깎는다.

주가는 요동을 쳐도 나의 내재 가치는 조용히 쌓인다. 잠이 얕고 집중이 흐리면 재무제표는 나빠진 것이고, 체중은 그대로라도 몸과 머리가 맑아지면 본질은 좋아진 것이다. 저속노화는 단기 매매가 아니라 가치 투자다. 근육은 안전한 실물 자산이고, 규칙적인 수면은 배당이며, 배움과 마음챙김은 불황에도 꺼지지 않는 성장 옵션이다. 나는 가치를 어디에서 만드는가. 주가의 그래프만 좇는가, 성실하게 재무제표를 만들어가는가. 내재 역량을 기르는 일은 화려하지 않지만, 시간이 지날수록 차이가 커진다. 그것이 저속노화가 약속하는 가치의 곡선이다.

사람의 내재 역량은 기업의 내재 가치와 무척 비슷하다. 기업의 가치를 평가할 때 유무형의 보유 자산, 미래의 현금 창출 능력과 성장 가능성을 종합해서 계산한 하나의 참고가 내재 가치라면, 사람의 내재 역량은 보유한 건강 자산의 총합이다.

(13)

달을 바라보기 위해 손가락이 대략 어떤 위치에
있어야 하는지를 알고, 전반적인 생활의 균형이
건강한 중용을 향하도록 만드는
지속가능한 전략을 취하는 것이 중요하다.

과하면 줄여야 하고, 부족하면 더해야 한다. 하지만 습관과 관성 때문에 과한 이들은 더 과하려 하고, 부족한 이들은 더 부족하려 한다. 달리기를 잘하면 더 달리고 싶지만, 정작 지속가능하게 달리기 위해 더욱 필요한 것은 근력 운동과 스트레칭일 때가 많다. 생활 습관을 점검받고자 진료실을 찾는 이들 중 극단적인 절식이나 건강 음식 강박증에 빠져 있는 경우가 있는데, 오히려 근육이 부족하고 뼈 밀도가 떨어져 충분한 열량과 단백질 섭취가 시급할 때가 많다.

나의 체질에 생애 주기를 더해 방정식의 답을 구해야 한다. 생애 주기에 따라 영양 섭취와 신체 활동의 최적점이 지속적으로 변화한다. 성장과 발달을 위해서는 기초대사량보다 더 먹어주어야 한다. 청년기, 중년기에는 대사 과잉을 막기 위해 저속노화적인 라이프 스타일, 즉 가볍게 먹고 충분한 신체 활동을 해주는 것이 좋다. 장년기가 되면 근육을 지키는 것이 급선무가 되기에 다시 성장기의 아이들처럼 결핍을 막는 것이 중요하다. 이렇게 중용의 표적도 시기에 따라 계속 변화한다. 그래서 한 가지 전략만을 고수해서는 안 된다.

달을 바라보기 위해 손가락이 대략 어떤 위치에 있어야 하는지를 알고, 전반적인 생활의 균형이 건강한 중용을 향하도록 만드는 지속가능한 전략을 취하는 것이 중요하다.

> 14

평생 공부하고 일하는 것은
치매 예방책이자 노쇠 예방책이다.

목적지에 가장 빠르게 갈 수 있는 지름길을 원하는 사람들이 많다. 공부의 목적을 성적이라고만 생각하면, 일타 강사를 찾고 족보집을 달달 외우게 된다. 하지만 족보집만으로는 해당 분야의 지식이 어떻게 쌓여 체계를 이루었는지 이해할 수 없다. 이런 식으로는 즐거움을 느끼기도 어렵기에 공부는 하기 싫고 귀찮은 일이 된다. 그렇게 과정은 싫고 결과, 과실만을 바라는 사람이 되어간다. 어쩌면 최소한의 노력으로 여러 외물外物을 그러모을 수는 있겠지만, '머리 고생'을 버리면 가속 치매가 온다.

나무를 잘 옮기는 방법은 뿌리 주변의 흙을 광범위하게 떠내는 것이다. 효율성을 찾고자 나무의 줄기만 뎅강 잘라서 심으면 그 나무는 살아남기 어렵다. 바보 같아 보여도, 교과서를 차근히 읽고 때로는 관련 논문을 찾고 살피는 데 노력을 들이면 해당 학문을 만들어온 사람들의 사고 방식을 이해할 수 있기에, 의외로 암기는 필요하지 않게 된다. 그런 것처럼 우직하게 내 머릿속에 지식의 그물망을 만들다 보면 공부하며 즐거움을 느낄 수 있다. 즐거움은 역량을, 역량은 자기효능감을 느끼게 한다. 이렇게 평생 공부하는 현역 마인드를 가지면 몸과 머리를 오랫동안 성장시킬 수 있다.

년 월 일

평생 공부하고 일하는 것은 치매 예방책이자 노쇠 예방책이다. 내 머릿속에 지식의 그물망을 만들다 보면 공부하며 즐거움을 느낄 수 있다. 이렇게 평생 공부하는 현역 마인드를 가지면 몸과 머리를 오랫동안 성장시킬 수 있다.

(15)

건강한 노년은
세상의 욕망에서 자유롭다.

'나에게 중요한 것'을 평생 찾으면서 내적인 성찰과 성취를 쌓아가면 절로 부자가 된다. 쓸데없는 곳에 새어나가던 돈과 집중력은 자연히 줄고, 아플 가능성도 낮아진다. 지출은 가벼워지는데 체감 가치는 커진다. 경제적으로 부유함을 느끼는 것은 물론, 생각과 느낌에도 늘 풍요가 깃들게 된다.

사는 법이 가벼워지고 길어졌는지, 인간관계와 배움이 깊어졌는지, 아침에 마음이 넓어지고 있는지 스스로 묻는다. 이러한 질문들에 대한 답이 모두 '예'라면, 욕망의 소음은 낮아지고, 삶의 만족은 오른다. 삶의 목적purpose in life에 대한 생각이 확고한 노년은 치매와 노쇠를 경험할 가능성이 낮고, 장수한다.

그렇게 쌓이는 것이 내 삶의 진짜 재무제표, 곧 내재 역량이다. 이 흑자가 돈과 건강의 선순환을 만들기에, 욕망에서 더 자유로운 사람이 된다. 결국 부유함은 무엇이 정말로 중요한지 찾아나가는 삶의 마인드셋이 만든다.

년   월   일

나에게 중요한 것을 평생 찾으면서 내적인 성찰과 성취를 쌓아가면 절로 부자가 된다.
이 흑자가 돈과 건강의 선순환을 만들기에 욕망에서 더 자유로운 사람이 된다.

16

우리는 모든 것의 과잉시대에 살고 있다.
먹는 것도, 번뇌도, 스트레스도,
영양제도 늘리는 것보다 줄이는 것이
내 몸의 노화 속도에는 이득이 될 가능성이 높다.

과잉시대에서 자극은 겹겹이 쌓이고, 접시 위의 칼로리는 눈치채지 못한 사이 한 숟가락씩 늘고, 마음속 잡념은 알림처럼 끊임없이 떠오른다. 몸은 과잉을 호사로 받아들이지 않는다. 잉여 열량은 염증의 잔불이 되고, 과한 일정과 걱정은 코르티솔의 파도를 키우며, 영양제의 과다함은 오히려 식탁의 질서를 흐린다. 밤에도 꺼지지 않는 화면과 끝나지 않는 할 일, 더 채워야 안심된다는 심리가 겹치면, 노화의 시계는 보이지 않게 빨라진다.

저속노화의 첫걸음은 더하는 기술이 아니라 빼는 감각이다. 조금 덜 먹고, 조금 덜 늦게 자고, 조금 덜 반응하고, 조금 덜 사는 쪽으로 몸의 소음을 낮춘다. 비움은 부족이 아니라 구분이다. 반드시 필요한 것과 그렇지 않은 것을 가르는 선이 또렷해질 때, 포만의 신호는 돌아오고, 생각의 떨림은 잦아들며, 하루의 호흡은 길어진다. 영양제를 더 얹기 전에 식탁을 정돈하고, 근심을 해소하기 전에 걱정의 채널을 줄이며, 성과를 올리기 전에 속도를 낮춰라. 더 가진 하루가 아니라, 더 맑은 하루를 쌓아나갈 때, 노화의 속도는 자연히 늦어진다.

우리는 모든 것의 과잉시대에 살고 있다.
먹는 것도, 번뇌도, 스트레스도, 영양제도 늘리는 것보다 줄이는 것이 내 몸의 노화 속도에는 이득이 될 가능성이 높다.

(17)

나이 든다는 것은
평생 같이 가는 하나의 '과정'이다.

노화의 시계를 조정할 수 있어도 시간의 흐름은 피할 수 없다. **나이 든다는 것은 어느 날 갑자기 떨어지는 사건이 아니라, 평생을 동반하는 하나의 과정이다.** 그래서 올바른 저속노화를 위해서는 물 흐르듯 시간에 따르는 순順 노화의 마인드셋이 필수다. 밀려오는 세월을 악착같이 밀어내려 하는 태도는 역효과만 만든다. 시간의 흐름은 계절과도 같아서, 몸과 마음의 특성은 시나브로 변화한다. 회복에는 더 많은 시간과 정성이 필요해진다. 아기로 되돌아가듯 잘 먹고 잘 자는 과제도 점점 난이도가 높아진다.

나이 듦이 과정이라면, 우리는 그 과정을 따르고, 예측하면서 슬기로운 파트너가 될 수 있다. 중년기가 지나고 호르몬에 변화가 오기 시작하면 근력 운동을 늘리고, 단백질 섭취를 더 많이 해야 한다. 때가 되면 하나둘 생겨나는 만성질환은 제대로 관리하자. 약에서 도망 다닐 필요는 없다. 약 없이 병을 없애려 무리한 체중 감량에 나서면 근감소와 노쇠를 부를 뿐이다. 길의 곡선이 바뀌면 핸들도 이에 맞춰 돌려주는 것이 바람직하다. **저속노화는 삶의 길이를 연장한다는 뜻이 아니라, 삶의 과정을 잘 빚는다는 의미다.**

나이 든다는 것은, 평생 같이 가는 하나의 '과정'이다.
저속노화는 삶의 길이를 연장한다는 뜻이 아니라, 삶의
과정을 잘 빚는다는 의미다.

> **18**
>
> 젊은 시기에 가속노화를 경험한 사람은
> 노년기가 되면 노쇠와 근감소증을 더 일찍 겪게 된다.
> 저축하지 않고 돈을 다 써버리면 노년기에
> 빈곤한 삶을 살아가야 하는 것과 비슷하다.
> 젊은 시기의 구조 개혁은 노화 속도 지연을 통한
> 건강 수명 연장, 노쇠 및 근감소증 예방,
> 당장의 동화 저항 개선과 체형 개선이라는
> 광범위한 혜택을 준다.

노화 과학 가설geroscience hypothesis은 세포나 조직에 축적되는 고장이 결국 다양한 만성질환과 치매, 노쇠 등 노인성 질환, 나아가 돌봄이 필요한 시기와 사망 시기까지 영향을 주므로 근본적으로 젊을 때부터 고장의 템포를 늦추어야 한다는 개념이다. 이를 지지하는 연구는 무수하다. 젊을 때는 단백질과 총 열량을 약간 제한하는 것만으로도 노화를 늦출 수 있다. 반대로, 이미 근육량이 감소하고 동화 저항anabolic resistance이 커지는 노년에는 충분한 단백질과 에너지, 그리고 저항운동이 답이다.

==돈을 잘 벌 때 모아두면, 나중에 돈이 부족할 때 잘 쓸 수가 있는 법이다. 젊을 때의 구조 개혁은 미래의 나에게 붙는 복리 이자다.== 은퇴가 다가오면 만시지탄을 느끼며, 조급한 마음에 검증되지 않은 위험한 투자에 빠져들거나 준비되지 않은 프랜차이즈 창업에 뛰어든다. 마찬가지로 많은 이가 건강에 무심하다가 여러 지병을 얻고 난 후에야 절식과 2만 보 걷기에 나서 오히려 일을 그르친다. 이미 우리의 인생이 너무 길어졌기에, 멀리 보고 미리 준비해야 한다.

돈을 잘 벌 때 모아두면, 나중에 돈이 부족할 때 잘 쓸 수가 있는 법이다. 젊을 때의 구조 개혁은 미래의 나에게 붙는 복리 이자다.

19

"마흔이 되면 자기 얼굴에 책임을 져야 한다"는
이야기가 있다. 어떤 기관에 대한
노화의 속도나 정도는 가지고 태어난 유전자뿐만
아니라 유년기부터 누적된 삶의 방식과 환경 노출이
많은 영향을 끼친다는 뜻이다.
이 말을 시간적, 공간적으로 확장해 본다면
60~80대가 되면 나의 만성질환에도
일부분 책임을 져야 한다고 바꾸어 말할 수 있다.

특정 장기가 나이 들어가는 속도와 정도는 타고난 유전자만으로 정해지지 않는다. 잠과 빛, 마신 공기와 물, 오래 먹어온 식탁의 습관, 움직인 시간과 앉아 있던 시간, 스트레스에 반응하는 마음의 버릇이 모두 겹겹이 쌓여 오늘의 몸을 만든다. 노화 시계는 얼굴 나이의 일부만 설명할 수 있지만, 마흔의 얼굴은 하나의 은유다. 시간을 더 멀리 내다보면 예순, 여든의 만성질환에도 나의 몫이 섞여 있다. 전부의 책임은 아니라도 분명한 지분이다.

중요한 것은 죄책이 아니라 주권이다. 지나온 선택에 대한 후회가 아니라, 지금부터의 선택이 내일의 지도를 바꾼다는 사실을 받아들이는 태도다. 혈압약을 먹는다고 몸의 자유가 사라지지 않듯, 하루의 운동과 잠, 식탁의 단순함이 변화를 만든다. 노화에 영향을 주는 환경의 불평등과 우연의 타격을 인정하면서도, 내가 돌려세울 수 있는 조그만 레버들을 놓치지 않는 일. 그 레버는 작지만 복리로 작동한다. 여든의 나에게 지금의 나는 미래의 책임을 조금씩 보내고 있다. 그 책임은 짐이 아니라, 내 삶을 설계할 수 있다는 권리다.

노화 시계는 얼굴 나이의 일부만 설명할 수 있지만, 마흔의 얼굴은 하나의 은유다. 시간을 더 멀리 내다보면 예순, 여든의 만성질환에도 나의 몫이 섞여 있다. 전부의 책임은 아니라도 분명한 지분이다. 중요한 것은 죄책이 아니라 주권이다.

20

'은퇴'는 갑작스럽게 사회적 위축이 발생하고, 전반적인 건강 상태가 무너지기 쉬운 생애 주기의 이벤트이다. 이때는 일이나 취미를 포함하는 여러 가지 일상 재조정을 통해 사회적 자극을 유지해야 일상의 루틴을 지키고 몸과 마음의 건강을 유지할 수 있다. 이렇게 전반적인 내재 역량을 높은 상태로 유지하면, 은퇴했지만 은퇴하지 않은 상태, 나이 들지만 젊은 것과 같은 상태로 평생 사회와 의사소통할 수 있다.

은퇴로 출퇴근이 사라지면 시간을 통제하던 외부의 리듬이 꺼지고, 사회적 자극의 양이 급감한다. 그 빈자리는 생각보다 빠르게 몸과 마음을 잠식한다. 잠이 뒤집히고, 식사가 들쭉날쭉해지며, 움직임은 잦아들고, 말수가 준다. 건강은 보통 병이 생겨서 무너지는 것이 아니라 리듬이 꺼져서 무너진다. 그래서 은퇴의 본질은 일을 그만두는 것이 아니라, 리듬을 잃기 쉬운 국면을 통과하는 일이다.

이를 이해하면 돌파도 가능하다. 사회적 자극을 의도적으로 유지하고, 일상의 루틴을 새로 설계하면 된다. 돈이 되는 일, 돈이 안 되는 일 모두가 자극이 된다. 봉사, 작은 프로젝트, 평생학습에 참여하기, 그리고 모든 취미와 이에 따른 관계들 및 역할은 사람을 밖으로 끌어내고, 이는 신체적·인지적·사회적인 자극을 유지해 준다. 그러다 보면 의미 있는 역설이 생긴다. 은퇴했지만 은퇴하지 않은 상태, 나이 들었지만 젊은 상태. 소득의 형태는 바뀌어도 자기효능감은 남고, 직함은 내려놓아도 역할은 남는다.

년 월 일

봉사, 작은 프로젝트, 평생학습에 참여하기, 그리고 모든 취미와 이에 따른 관계들 및 역할은 사람을 밖으로 끌어내고, 이는 신체적·인지적·사회적인 자극을 유지해 준다.

(21)

4M에 관한 계획과 목표 설정에서 가장 중요한 역할을 하는 도메인이 '나에게 중요한 것'이다.
이동성, 마음건강, 건강과 질병 이 세 도메인을 아우를 뿐 아니라 자신이 처한 상황과 지향하는 목표에 따라서 각각의 도메인을 어떻게 조율해야 할지도
달라지기 때문이다.

조화로운 건강 상태를 유지하기 위해서는 네 가지의 M이 필요하다. 나에게 중요한 것What Matters, 이동성Mobility, 마음건강Mentation, 건강과 질병Medical issues 등이다. 이들은 모두 얽혀 있는데, 가장 중심에는 언제나 '나에게 중요한 것'이 있다. 내가 무엇을 소중히 여기는지에 따라 같은 자원이 다른 비율로 배분되고, 같은 행동도 다른 의미를 얻는다. 손주와 걷는 시간이 중요하다면 이동성이 우선되고, 많이 자주 걸을수록 건강 전반이 좋아진다.

일에 몰입하려면 마음건강의 리듬을 먼저 세워야 하고, 그러려면 술을 줄이고, 잘 자고 잘 쉬어야 한다. 그러면 몸 건강은 자연스레 따라온다. 건강과 질병을 생각해야 잘 먹을 수 있고, 그러면 이동성과 마음건강도 좋아진다. '나에게 중요한 것'은 구호가 아니라 나침반이다. 당신에게는 무엇이 중요한가. 돈이나 집의 크기, 멋진 자동차가 아닌 진정으로 중요한 것들의 목록을 점검하라. 그래야 나에게 주어진 가처분 소득, 가처분 시간, 가처분 의지력을 이용해 선순환을 만들고 원하는 것들을 건강하게 이룰 수 있다.

년 월 일

돈이나 집의 크기, 멋진 자동차가 아닌 진정으로 중요한 것들의 목록을 점검하라. 당신에게는 무엇이 중요한가.

(22)

독립적인 일상생활을 유지하기 위해서는
내재 역량의 균형이 필요하다.
이동성, 마음건강, 건강과 질병 도메인 중
한 가지라도 극단적으로 훼손되면
그 결과는 전신이 마비되는 것과 마찬가지다.

의자의 세 다리 중 한 다리라도 부러지면, 앉아 있던 내가 넘어져 버리는 문제가 생긴다. 노년기에 근육이 부족해 넘어져 고관절이 부러지면 침상에 의지해야 한다. 외출이 어려워지면 마음건강은 자연스레 나빠진다. 뇌가 받는 자극이 줄면 인지 기능은 더욱 쇠퇴한다. 젊은이들도 마찬가지다. 어두운 방 안으로 침잠하면 우울과 수면 장애는 더 악화되고, 체력도 떨어져서 더 이상 나아갈 힘이 나지 않는 악순환이 생긴다.

그래서 내재 역량은 근육량이나 검사 수치 같은 단일 지표가 아니라, 서로를 살리는 순환을 뜻한다. 오늘은 엘리베이터 대신 한 층이라도 계단을 오르고, 햇빛을 10분간 맞고, 끼니를 제때 챙겨 먹는 일을 시작해 보자. 이렇게 작은 복구들이 다른 축들을 깨우게 되고, 깨어난 축들은 다시 다른 다리를 일으켜 세우게 된다. 저속노화의 목표도 결국 이 균형의 보존에 있다. 움직이고, 돌보고, 다독이는 그 반복에서 건강한 삶은 계속된다.

내재 역량은 근육량이나 검사 수치 같은 단일 지표가 아니라, 서로를 살리는 순환을 뜻한다.
움직이고, 돌보고, 다독이는 그 반복에서 건강한 삶은 계속된다.

23

핵심은 혀를 마비시킬 정도로 강렬한 인공의 맛 대신 자연 본연의 순수한 맛에 익숙해지도록 노력하는 것이다. 그렇게 하면 건강을 해치지 않으면서도 음식의 참맛을 즐길 수 있고, 장기적으로 볼 때 맛에 대한 만족감도 훨씬 커진다.

건강하게 먹어야 한다고 이야기하면, 낙을 앗아가려는 나쁜 사람 취급을 당할 때가 있다. 그 낙이라는 음식들은 중독성이 있도록 최대한의 단순당, 정제 곡물, 포화 지방, 조미료를 배합해 설계된 음식들이다. 사람이 살아가는 데 필요한 건강한 단백질과 섬유질, 미량 영양소는 빠져 있고, 혈당 변동성을 극단적으로 만든다. 너무 맛있게 디자인되어서 초기호식품hyperpalatable food이라 불리기도 한다. 먹다 보면 내가 먹어야 하는 양보다 훨씬 많이 먹게 된다.

코카인이 낙인데 왜 끊어야 하냐고 화를 내는 이에게 필요한 것은 중독 치료다. 마찬가지로, 중독성이 있고 백해무익한 음식을 낙이라 생각한다면 입맛과 생각을 바꿔야 한다. 입맛은 어쩔 수 없는 운명이 아닌, 훈련 가능한 감각이다. 자극에 길든 혀를 자연으로 데려오면, 몸은 고마워한다. 핵심은 기준을 바꾸는 것이다. 진짜 낙은 설탕과 소금의 굉음이 아니라, 느리고 깊은 맛을 다시 느낄 수 있는 능력에서 온다. 그러니 다시 묻자. 그 중독적인 설계에 내 혀를 맡길 것인가, 내가 내 혀의 설계자가 될 것인가.

핵심은 혀를 마비시킬 정도로 강렬한 인공의 맛 대신 자연 본연의 순수한 맛에 익숙해지도록 노력하는 것이다. 그렇게 하면 건강을 해치지 않으면서도 음식의 참맛을 즐길 수 있고, 장기적으로 볼 때 맛에 대한 만족감도 훨씬 커진다.

(24)

저속노화적인 지중해, MIND 식단*은 한식으로도
그 요소를 대부분 구현할 수 있다. 콩과 채소, 두부를
많이 먹고 올리브 오일을 요리에 충분히 사용하며,
소금과 설탕을 최소한으로 사용하고, 잡곡과 콩을
충분히 섞어서 밥을 하면 금상첨화다.

저속노화적인 식단은 서양의 식사처럼 보이지만, 사실 한식의 언어로 오히려 더 쉽게 완성된다. 밥과 국, 반찬으로 이루어진 한식의 상차림은 본래 채소와 콩을 중심에 두기 쉬운 구성이다. 시골에서 푸짐한 채소와 두부 된장국, 콩자반이 들어간 잘 차려진 백반을 경험한 이들은 곧바로 이해할 수 있으리라. 비빔밥은 가장 쉬운 저속노화 식사가 될 수 있다. 넉넉한 제철 채소, 올리브유 한 바퀴, 간장과 저당 고추장. 밥은 콩과 귀리, 현미를 섞어본다.

이렇게 상을 차리면 혈당의 파도는 낮아지고 포만은 오래간다. 염분과 당이 덜어지면 혀는 다시 미세한 맛을 배우게 된다. 극단적인 '맵단짠'에 고장 난 입맛이 재활을 시작한다. 쌀과 콩의 단백질은 아미노산 패턴이 상호보완적이라, 근육은 날개를 단다. 익숙한 한식을 한 끗만 돌려 쓴다. 튀김 같은 기름 요리는 물에 기반을 둔 요리로 바꾼다. **국은 슴슴하게, 밥은 잡곡으로. 작은 전환이 쌓이면 식탁은 조용히 나를 바꾼다.**

---

* 심뇌혈관 질환에 도움 되는 지중해식 식단과 고혈압 관리에 효과적인 DASH 식단을 결합한 식단.

년   월   일

저속노화적인 지중해, MIND 식단은 한식으로도 그 요소를 대부분 구현할 수 있다. 콩과 채소, 두부를 많이 먹고 올리브 오일을 요리에 충분히 사용하며, 소금과 설탕을 최소한으로 사용하고, 잡곡과 콩을 충분히 섞어서 밥을 하면 금상첨화다.

(25)

저속노화 식사법에서 중요한 것은 열량 밀도가 낮고 흡수 속도가 느린 자연의 식재료를 선택하면서, 배불리 먹으면서도 절제할 수 있고, 동시에 지속가능한 식사 방식을 선택하는 것이다. 이런 방식을 따르면 체중과 체성분은 저절로 개선된다.

거친 곡물과 콩, 제철 채소, 과일과 견과, 올리브 오일의 조합은 먹는 양을 억지로 줄이지 않아도, 많이 씹고 천천히 흡수되는 구조를 만든다. 열량 밀도가 낮고, 섬유질과 건강한 단백질이 많은 자연의 식재료를 선택하면 우리 몸은 저절로 비만 약의 효과를 나타내는 GLP-1을 분비한다. 천천히 식사를 음미하면 식욕 억제 호르몬인 렙틴도 분비된다. 그러면 배는 충분히 차지만, 혈당의 파도는 낮고, 포만의 여운은 길어진다. 그렇게 가짜 허기를 불러오던 혈당의 급등락은 사라진다.

==중요한 것은 억지로 피해야 하는 것들의 목록이 아닌, 계속 먹을 수 있는 방식이다. 집밥의 기본을 잡곡밥과 콩, 두부, 생선, 넉넉한 채소로 정하면 외식의 흰밥과 자극적인 양념 속에서도 균형을 되찾는 방법을 깨친다.== 채소를 먼저 먹고, 두부로 배를 채우고, 그다음 흰밥은 조금만. 짠 국물 대신 젓가락으로 건더기를 즐긴다. 이런 리듬이면 체중과 체성분은 억지로 움직이지 않아도 절로 개선된다. 부기가 빠지는 것은 물론, 혈당이 완만하게 움직여 뇌가 절로 맑아지며 마음은 편안해진다.

저속노화 식사법에서 중요한 것은 열량 밀도가 낮고 흡수 속도가 느린 자연의 식재료를 선택하면서, 배불리 먹으면서도 절제할 수 있고, 동시에 지속가능한 식사 방식을 선택하는 것이다. 이런 방식을 따르면 체중과 체성분은 저절로 개선된다.

26

흰쌀밥을 콩과 통곡물로 대체하면 MIND 등 저속노화 식사법의 점수를 높이며 혈당 변동을 최소화할 뿐 아니라, 식사 이후 오랫동안 포만감이 지속될 수도 있다. 오랜 포만감을 주는 섬유질은 장내 미생물을 더 건강한 방향으로 변화시켜주기까지 한다. 겉보기에는 더 단출하지만 실제로는 더 배부른 식탁이 된다.

흰쌀밥을 콩과 통곡물로 바꾸면 식탁의 결이 달라진다. 통곡물을 밥으로 지어 먹게 되면 혈당 스파이크가 낮아진다는 것은 매우 직관적이다. 콩은 차원이 다른 효과를 준다. 콩류는 기본적으로 곡류에 비해 단백질 함량이 아주 높고 섬유질도 풍부하기에 식사 후의 혈당 변동을 줄이며, 포만감을 오래 유지해 준다. 장내 미생물도 달라진다. 섬유질을 먹이로 받은 유익균이 늘면서 단쇄지방산을 만들어 염증의 잡음을 낮추고, 배고픔과 포만의 리듬을 다시 가다듬는다.

여기에 결정적인 마법이 하나 더 있다. 곡류와 콩류는 필수아미노산의 약점이 서로 반대다. 곡류는 라이신이 부족하고, 콩류는 메티오닌이 상대적으로 모자라다. 둘을 한 그릇에서 만나게 하면, 서로의 빈틈을 메우며 완전 단백질에 가까운 패턴을 만든다. 같은 열량이라도 근육이 더 잘 합성되고, 운동 뒤 회복이 빨라진다. 살을 빼는 식탁을 넘어, 건강하게 근육을 채우는 식탁이 되는 이유다. 밥과 반찬을 먹는 우리나라의 식탁에서 밥만 바꿔도 큰 변화가 오는 이유다.

년 월 일

흰쌀밥을 콩과 통곡물로 대체하면 MIND 등 저속노화 식사법의 점수를 높이며 혈당 변동을 최소화할 뿐 아니라, 식사 이후 오랫동안 포만감이 지속될 수도 있다. 오랜 포만감을 주는 섬유질은 장내 미생물을 더 건강한 방향으로 변화시켜주기까지 한다. 겉보기에는 더 단출하지만 실제로는 더 배부른 식탁이 된다.

(27)

식습관이 정상화되면 체중이 변하기 전에
며칠 이내에 머리가 개운한 느낌이 든다.
여기에 적절한 운동, 마음챙김과 수면의 개선이
동반되면 2~3개월 이내에 완전히 다른 사람으로
태어나는 큰 변화를 경험할 수 있다.
아무리 운동을 해도 늘지 않던 근육이 어느
순간 늘어나고 체중이 크게 줄지 않았는데도
허리가 잘록해진다. 같은 시간 잠을 자도
아침에는 활력이 더 느껴진다.

 식습관이 정상화되면 머리가 개운해지고, 오후의 몽롱함이 옅어지고, 밤의 허기가 조용해진다. 혈당의 물결이 낮아지면 뇌의 잡음이 줄고, 판단은 단순해진다. 늘지 않던 근육이 반응하고, 체중 변화 없이도 옷이 남아서 쾌적해진다. 같은 시간 잠을 자도 아침의 첫발이 가볍다. 뭔가를 더한 게 아니라, 본래의 리듬을 되찾았을 뿐인데 경험하는 세계가 달라진다.
 '맵단짠' 음식이 낙이라는 분들께, 이 좋은 경험을 꼭 한번 해보시라 읍소한다. 먹는 시간과 내용에 조금씩 질서를 주면 된다. 정제 탄수화물과 단 음료를 치우고, 단백질과 섬유질을 채운다. 포만에 도달하면 한 숟가락을 남긴다. 기록은 숫자를 자랑하는 것이 아니라 리듬을 확인하는 도구다. 오늘의 개운함, 어제보다 덜 요동친 마음, 아침의 선명함을 짧게 적어둔다. 변화는 성급함을 싫어 하고, 성실한 반복을 사랑한다. 작은 질서가 쌓이면 몸은 응답하고 응답한 몸이 다시 마음을 이끈다. 그렇게 몇 달이 지나면 자세와 걸음, 표정이 바뀐다.

년 월 일

기록은 숫자를 자랑하는 것이 아니라 리듬을 확인하는 도구다. 오늘의 개운함, 어제보다 덜 요동친 마음, 아침의 선명함을 짧게 적어둔다. 변화는 성급함을 싫어 하고, 성실한 반복을 사랑한다.

28

영양제 살 돈으로 운동을 배워라.
마찬가지로 값비싼 영양제를 사 먹을 돈으로
신선한 채소와 과일을 구입해 먹는 편이
훨씬 남는 장사다.

병에 담긴 영양제는 현대인의 새로운 부적이다. 나의 불편을 때워 줄 플라세보. 건강기능식품은 의약품이 아니라서 효과를 담보하지 못한다. 효과가 있다면 그에 합당한 부작용이 있게 마련이다. 하지만 그렇다면 영양제로 팔릴 수 없다. 한 병의 캡슐이 채워주는 것은 마음의 결핍일지 몰라도, 잠깐의 움직임이 채워주는 것은 호흡의 길이와 근육의 기억, 쓰러져도 다시 일어나는 회복력이다. 트레이너에게서 한번 제대로 배우는 스쿼트와 힙힌지, 호흡의 타이밍은, 어떤 영양제보다 오래 남는 자산이 된다.

연구들을 보면 같은 항산화 성분을 먹는다 해도 채소나 과일을 통한 섭취는 만병을 예방해 주지만, 영양제 형태의 섭취로는 임상적인 이익이 무색하며 오히려 해로움이 관찰되는 경우도 있다. 아직 과학자들이 알지 못하는 잠재적으로 유익한 과일, 채소의 화학물질이 무수히 많다. 껍질과 섬유, 색과 향에 깃든 미세한 영양과 식물성 화합물은 공장에서 압축할 수 없는 복합의 질서다. 과일과 채소를 먹으면 혀가 다시 미묘한 단맛을 배우고, 장은 천천히 조용해지며, 포만의 신호가 또렷해진다.

영양제 살 돈으로 운동을 배워라. 마찬가지로 값비싼 영양제를 사 먹을 돈으로 신선한 채소와 과일을 구입해 먹는 편이 훨씬 남는 장사다.

> **29**

> 사실 탄수화물 자체에는 죄가 없다.
> 우리가 제대로 처리하지 못할 만큼 혈당을 빠르게
> 올리는 탄수화물이 문제다. 이들이 만들어내는
> 인슐린의 요동은 복부 비만과 당뇨병을 만드는 일을
> 넘어, 노화의 가속페달 그 자체다.

 탄수화물은 죄가 없다. 문제는 속도다. 우리가 감당하기 전에 혈당을 너무 빨리 올리는 탄수화물이 곤란을 만든다. 곱게 갈리고, 껍질이 사라지고, 설탕과 시럽이 더해져 식이섬유와 단백질·지방의 완충이 빠진 것들이다. 이런 음식 때문에 급등한 혈당이 인슐린의 큰 파동을 부르고, 남는 에너지는 내장 지방으로 저장한다. 반복되는 급등락은 미세한 염증과 산화 스트레스를 키워 혈관을 고장 내고, 단백질에 최종당화산물AGE의 흔적을 남긴다. 이 일련의 과정이야말로 노화의 가속페달이다.

 느린 탄수화물은 다르다. 통곡물의 거친 껍질, 콩과 견과의 섬유와 단단한 구조, 채소·과일의 세포벽은 당의 흡수를 늦추는 매트릭스를 제공한다. 인슐린 분비가 줄어 혈당의 급등락이 없고, 이때의 탄수화물은 단백질과 함께 근성장을 자극하는 원동력이 된다. 우리가 버려야 할 것은 탄수화물이 아니라, '빨리, 많이, 곱게' 먹는 습관이다. 그저 빠름을 줄이고 느림을 회복하면 된다. 그 느림이 바로 저속노화의 리듬이다.

우리가 버려야 할 것은 탄수화물이 아니라, '빨리, 많이, 곱게' 먹는 습관이다. 그저 빠름을 줄이고 느림을 회복하면 된다. 그 느림이 바로 저속노화의 리듬이다.

(30)

쓴맛이 난다고 몸에 다 좋은 것은 아니지만,
달콤한 맛을 내세운 것 중 이로운 것은 거의 없다.

쓴맛을 피하는 것은 독초의 식물 알칼로이드로부터 나를 지키기 위한 생존 기제이며, 달콤함을 즐기는 것 역시 양질의 에너지를 섭취하기 위함이다. 그러나 달콤함을 전면에 내세운 것들 가운데 진정 이로운 것은 드물다. 달콤함은 빠르게 혀에 확신을 준다. 뇌는 곧장 보상을 준다. 문제는 그 보상이 빚으로 남는다는 데 있다. 혀는 더 달콤한 것을 기준으로 재조정되고, 마음은 더 자주 더 많이 단맛을 원하게 된다. 우리는 단맛으로 위로를 받았다고 믿지만, 실제로는 다음 위로를 갈망하는 셈이 된다.

핵심은 맛의 표정이 아니라 효과의 궤적이다. 즉각적인 단맛을 한 발 물릴 때, 오히려 미묘한 단맛이 돌아온다. 채소의 내음, 통곡물의 고소함, 과일의 은은한 당도, 발효가 남기는 깊이. 혀가 회복되면 마음도 단순해진다. 저속노화는 금욕의 기술이 아니다. 빚을 남기지 않는 쾌락을 고르는 기술이다. 달콤함이 필요하다면 삶이 만들어낸 느린 단맛을 기다린다. 기다릴 수 있을 때, 우리는 더 적게 먹어도 더 넉넉해진다.

년 월 일

즉각적인 단맛을 한 발 물릴 때, 오히려 미묘한 단맛이 돌아온다. 채소의 내음, 통곡물의 고소함, 과일의 은은한 당도, 발효가 남기는 깊이. 혀가 회복되면 마음도 단순해진다.

(31)

단순당과 정제 곡물은 대부분의 음식에 광범위하게 함유되어 식품 산업에 종사하는 수많은 연구자의 노력과 만나 사람들의 입맛을 사로잡는다.
그러나 개인이 생활하면서 이러한 자극 요인들을 끊어내는 것은 그리 어렵지 않다.
하루 정도 당분이 없고 탄수화물 함량이 낮은 식사를 실험적으로 해보는 것으로도 충분하다.

단순당과 정제 곡물을 끊어내기는 생각보다 쉽다. 단 하루, 이틀만 실험적으로 초가공식품·단순당·정제 곡물, 여기에 술까지 딱 멈춰보라. 채소와 단백질, 통곡·콩·견과, 물과 차로 식탁을 차리면 몇 가지가 거의 즉시 바뀐다. 얼굴과 다리의 부기가 빠지고, 식사 사이의 가짜 식욕이 조용해진다. 밤에는 수면의 깊이가 돌아오고, 오후엔 브레인 포그가 걷히며 마음이 잔잔해진다. 이틀째가 되면 집중이 붙고, 일의 생산성이 느껴진다. 몸이 기본값의 기억을 되찾는 순간이다.

처음 저속노화 식사법의 개념을 알렸을 때, SNS에서는 나를 연구에 미쳐 괴식怪食을 강요하는 광인으로 치부하는 이들이 많았다. 하지만 소수의 사람이 실제 삶에서 좋은 경험을 하며 선순환을 일상화했고, 이들 덕에 저속노화 식사법으로 오히려 더 잘 먹고 즐겁게 사는 방법이 널리 알려지게 되었다. 이렇게 좋은 경험을 이어가면 다시는 이전의 부종, 브레인 포그, 코골이와 아침의 피로감, 가짜 식욕과 끊임없이 늘어나는 허리둘레, 그리고 반복되는 요요로 돌아가고 싶지 않게 된다.

32

채소로 시작해 단백질을 더하고 탄수화물로 마무리하는 거꾸로 식사법도 좋다. 뷔페에서 본전을 제대로 뽑는 방법은 먹으면서 즐겁고, 먹고 나서 컨디션이 좋을 수 있는 한 끼를 완성하는 것이다.

뷔페에 가면 본전을 뽑고 싶은 마음이 드는 것이 인지상정이다. 그러다 보면 진귀한 붉은 고기나 디저트류를 평소 먹을 수 있는 것보다 억지로 더 먹게 되기 쉽다. 이 발상은 시작부터 오류다. 나를 학대하듯 한 끼를 먹었을 때 미래에 발생하게 될 경제적 피해는 뷔페에서 치른 돈보다 훨씬 클 수 있다. 그렇다고 억지로 많은 양의 음식을 욱여넣었을 때, 기분이나 몸의 컨디션이 좋아지는 것도 아니다. 따라서 뷔페에서의 소위 본전 뽑기 전략은 근본적으로 어리석다.

어떻게 먹어야 잘 먹는 것일까? 일단은 먹고 나서 컨디션이 좋아야 하고, 장기적으로는 이렇게 먹은 음식들이 피가 되고 살이 되며, 건강에도 유익해야 한다. 채소로 배를 채우고, 그다음 단백질, 이어서 약간의 탄수화물, 그리고 마지막엔 신선한 과일 순서로 먹는 것이 컨디션을 좋게 하는 식사법이다. 천천히 음미하며 이렇게 한 끼를 쌓았다면 마지막엔 약간의 달콤한 디저트를 입 안에 넣어줘도 별문제가 없다. 채소로 왜 배를 채우냐 싶지만, 이렇게 먹어주는 것이 내 몸에는 더욱 남는 장사다.

채소로 시작해 단백질을 더하고 탄수화물로 마무리하는 거꾸로 식사법도 좋다. 뷔페에서 본전을 제대로 뽑는 방법은 먹으면서 즐겁고, 먹고 나서 컨디션이 좋을 수 있는 한 끼를 완성하는 것이다.

33

과일은 껍질째 먹는 것이 좋다.

과일의 껍질은 장식이 아니다. 식물은 가장 혹독한 바깥과 맞닿는 자리에 섬유와 색소, 향과 쓴맛을 응축해 둔다. 그 껍질에 식이섬유와 폴리페놀, 미량의 미네랄이 겹겹이 붙어 있고, 이 성분들이 장의 미생물에는 사료가 되고 우리 몸에는 느린 포만과 잔잔한 혈당을 선물한다. 같은 사과라도 껍질을 벗기면 당도는 더 또렷해지지만, 포만의 길이는 짧아진다. 껍질째 씹는 행위는 빠른 쾌락 대신 깊은 만족을 배우는 작은 연습이다.

껍질째 먹는다는 것은 과일을 전체로 대한다는 뜻이기도 하다. 손으로 만지고, 향을 맡고, 소리 내어 베어 물고, 오래 씹는다. 이 느린 의식이 과식을 줄이고, 한 조각의 만족을 짙게 한다. 긴 영상은 숏폼으로 만들어 하이라이트만 소비하는 시대다. 맛의 결도, 맥락의 섬유와 폴리페놀도 놓치게 된다. 껍질은 요약 대신 기승전결의 서사를, 즉시성 대신 축적을 고르겠다는 선언이기도 하다. 전체를 이해하려는 느린 감각은 사물의 전체를 천천히 받아들일 수 있게 해준다.

과일은 껍질째 먹는 것이 좋다. 껍질째 먹는다는 것은 과일을 전체로 대한다는 뜻이기도 하다. 손으로 만지고, 향을 맡고, 소리 내어 베어 물고, 오래 씹는다. 이 느린 의식이 과식을 줄이고, 한 조각의 만족을 짙게 한다.

34

물도 적당히 마셔야 좋다.
너무 적게 마시면 탈수로 사망하고,
너무 많이 마셔도 뇌 부종으로 위험할 수 있다.

생명체가 경험하는 대부분의 일에는 과유불급의 원리가 적용된다. 우리는 무엇이든 직선으로 만들어서 이해하고 싶어 한다. 물을 많이 마시면 무조건 좋다고 생각하기도 한다. 탈수는 심장과 뇌를 힘들게 한다. 땀이 나는 여름철, 이 문제를 해결할 수 있는 처방은 수분 섭취뿐이다. 반대로, 웬만큼 물을 많이 마시는 것은 콩팥의 배설 능력 때문에 별다른 문제가 되지 않는다. 하지만 마라톤 등으로 소금이 많이 빠져나간 상태에서 아주 많은 물을 마시면 나트륨 농도가 떨어지고 뇌가 부어오르는 합병증이 생길 수 있다.

물은 메타포다. 우리가 경험하고 집중하고 만들어가는 대부분의 일에는 중용의 지점이 있다. 식사는 포만과 결핍 사이의 좁은 지점에서 가장 달고, 운동은 무리와 방임 사이의 긴장 위에서 가장 큰 효과를 준다. 일은 몰입과 이완이 교대로 오갈 때 최적의 성취를 준다. 평균적으로 일곱 시간 반 정도의 수면을 취할 때 치매의 위험도도 가장 낮아진다. 굵고 길게 살기 위한 저속노화적 삶에서는 조율의 기술이 필수다. 중용은 중간에 줄 서는 것이 아닌, 나에게 가장 잘 흐르는 최적점을 찾는 태도다.

우리가 경험하고 집중하고 만들어가는 대부분의 일에는 중용의 지점이 있다. 굵고 길게 살기 위한 저속노화적 삶에서는 조율의 기술이 필수다. 중용은 중간에 줄 서는 것이 아닌, 나에게 가장 잘 흐르는 최적점을 찾는 태도다.

(35)

일본 오키나와가 아직 장수 마을이던 시절,
많이 쓰던 '하라하치부'라는 말이 있다.
내 배의 80퍼센트 정도 만족할 때까지만 먹고 그 이상이
되기 전에 수저를 내려놓고 멈추라는 것이다.

나는 '하라하치부腹八分'를 하나의 철학으로 받아들인다. 내 배의 80%에서 멈춘다는 것은, 지금의 나를 완전히 채우지 않으며 일부러 여백을 남기는 선택이다. 일도, 소유도, 성취도 약간의 여백을 남기면 여유는 깊어지고 스트레스는 잦아든다. 행동경제학자 샌딜 멀레이너선이 말한 슬랙slack은 바로 그 여백이다. 무엇이든 꽉 채워 운용하면 우리는 눈앞만 보게 되고 긴 안목을 잃게 된다. 여름철의 전력 시스템처럼, 예비능이 부족하기에 작은 충격에도 시스템이 흔들린다.

일도, 소유도, 성취도 마찬가지다. 일정이 넘치면 창의력은 숨쉬지 못한다. 지갑이 소비로 가득 차면 예기치 못한 변수가 큰 빚이 될 수 있다. 그래서 남겨놓아야 하는 20%가 바로 슬랙이고, 그 슬랙이 불확실성과 스트레스를 흡수하는 완충 장치가 된다. 여백이 실수와 우연을 흡수하고, 배움과 몰입이 스며드는 통로가 된다. 비움은 모자람이 아닌, 지속가능한 삶을 위한 운영 원칙이며, 더 많은 자유를 위한 전략이 된다.

나는 '하라하치부腹八分'를 하나의 철학으로 받아들인다. 내 배의 80%에서 멈춘다는 것은, 지금의 나를 완전히 채우지 않으며 일부러 여백을 남기는 선택이다. 일도, 소유도, 성취도 약간의 여백을 남기면 여유는 깊어지고 스트레스는 잦아든다.

36

하루하루의 칼로리를 일일이 계산하며
억지로 제한하는 것이 아니라 장기적인 식생활의
추세선(장기이동평균선)을 건강하게 그려가는 것이
중요하다. 인류 진화의 관점에서 보면 굶거나
혹은 축제하는 스타일,
즉 공복과 포식을 교대로 경험하는 패턴이
우리 몸에 자연스러운 것이었다.

하루치 칼로리를 저울질하며 스스로를 조이는 삶은 오래가지 않는다. 중요한 것은 장기이동평균선이다. 접시 하나, 하루 얼마가 아니라 몇 주·몇 달을 관통하는 식습관의 추세선이 건강을 결정한다. 인류의 역사에서 '먹기'는 늘 공복과 포식의 리듬을 탔다. 수렵·채집의 공백 또는 획득fast and feast의 축제가 번갈아 왔다. 우리 몸은 이 간격을 읽어 포만 신호를 조율하고, 에너지 사용을 최적화하고, 다음 날을 준비하도록 설계되어 있다. 그래서 어느 정도의 변동성은 살려놓고, 즐길 것은 즐겨도 문제가 없다.

그러면 간헐적 단식의 이익을 오해해 무리하는 이들이 있다. 쥐 모델에서의 단식 근거를 사람에게 그대로 옮겨와, 자가포식autophagy 신호를 켜기 위해 허기를 밀어붙인다. 그러나 자가포식은 스위치가 아니다. 1과 0이 아닌 점진적 스케일이다. 수면, 규칙적 식사 간격, 적정 열량, 운동 등의 신호들이 합쳐져 장기이동평균선을 견고하게 그릴 때, 자가포식은 은은하게 작동하며 노화의 속도는 자연히 늦춰진다. 즉 전략은 단순하다. 잘 먹되, 추세선을 설계하라.

수면, 규칙적 식사 간격, 적정 열량, 운동과 같은 신호들이 합쳐져 장기이동평균선을 견고하게 그릴 때, 자가포식은 은은하게 작동하며 노화의 속도는 자연히 늦춰진다.

(37)

체중은 달이 아니라
그 달을 가리키는 손가락에 가깝다.

 숫자는 유용한 신호이지만, 전부일 수는 없다. 같은 체중이어도 허리둘레가 줄어들고 악력이 단단해지면 몸은 다른 계절로 접어든다. 숫자가 바뀌어도 잠이 얕고 마음이 조급하며 집중이 흩어진다면, 하늘은 여전히 흐리다. 우리가 올려다봐야 할 달은 대사의 리듬, 체성분의 균형, 근육의 기능이다. 혈당이 낮은 파도로 오르내리고, 근육이 에너지를 든든히 받아 저장하고 내주며, 내장 지방의 불씨가 천천히 꺼져가는 몸. 이 리듬이 돌아오면 식욕의 소음은 낮아지고 포만의 신호는 또렷하며 아침의 첫걸음이 상쾌하다.
 숫자에만 매달리면 호흡이 짧아진다. 오늘 0.5kg의 등락에 기뻐하고 낙담하는 사이, 몸에서는 여러 일이 벌어진다. 물과 글리코겐이 빠져 급히 내려간 체중은 쉽게 되돌아오지만, 근육이 채워지는 재구성의 시기에는 체중이 잠시 멈춰도 허리와 표정이 먼저 변한다. 그러니 손가락에 집착 말고 달을 보라. 어제보다 멀리, 덜 헐떡이며 걸을 수 있는지, 같은 시간을 자고도 아침의 맑기가 달라졌는지, 식사 후 마음의 파도가 덜한지를 질문하라. 우리가 따라야 할 별자리다.

혈당이 낮은 파도로 오르내리고, 근육이 에너지를 든든히 받아 저장하고 내주며, 내장 지방의 불씨가 천천히 꺼져가는 몸. 이 리듬이 돌아오면 식욕의 소음은 낮아지고 포만의 신호는 또렷하며 아침의 첫걸음이 상쾌하다.

(38)

몰아서 쉬는 경험을 한번 해보자.
수면 패턴도 바로잡고, 습관으로 만들어야 한다.

지금 한국의 젊은 남성은 절반이 비만, 젊은 여성 절반은 체지방률 30% 이상으로 마른 비만 또는 비만에 해당한다. 근육의 질은 떨어져 혈당을 제대로 흡수하지 못하고, 복부 지방은 염증을 부르고 인슐린 저항성을 만들어 내가 먹는 음식의 많은 부분이 다시 복부 지방을 키우는 악순환을 낳는다. 이런 몸에서는 무엇을 먹어도 혈당의 등락이 심해지기에, 집중력은 떨어지고 가짜 식욕은 끝을 모른다. 당 땡김을 경험하며 먹는 것들은 악순환에 연료를 더한다.

이때, 거울을 본 우리는 다이어트에 나선다. 쉽고 빠르게 체중을 많이 빼준다는 유행하는 다이어트법에 손이 간다. 단백질 셰이크 외엔 모든 음식을 끊는 식단이나 채소와 과일만 갈아서 먹는 식단으로 무리를 하면 지방과 근육이 함께 빠진다. 이런 식단은 영원히 실천할 수 없기에 곧 요요가 찾아오고, 빠진 근육은 돌아오지 않지만 몸의 대사가 바뀌어 있기에 복부 지방은 더 쉽게 차오른다. 지속가능한 신체 기능의 개선과 근육량 키우기가 먼저다. 근육의 대사와 체성분이 개선되기 시작하면 선순환에 힘이 붙는다.

지속가능한 신체 기능의 개선과 근육량 키우기가 먼저다. 근육의 대사와 체성분이 개선되기 시작하면 선순환에 힘이 붙는다.

(39)

나이 들수록 충분한 식사를 하면서
운동을 하는 것이 더 이롭다.
특히 아침에 단백질을 적절하게 채우면
금상첨화다.

사람의 몸은 하루에 300g 정도의 단백질을 합성, 분해한다. 특히 근육은 밑 빠진 독과 같아서 끊임없이 움직이고 단백질을 넣어주지 않으면 저절로 기능을 잃고 양이 줄어드는 경향이 있다. 나아가, 중년기 이후에는 근육이 단백질과 운동의 신호에 덜 반응하는 동화 저항을 가지게 되고, 여러 질병은 근육 분해 신호마저 강화한다. 그래서 나이가 들수록 단백질 공복은 근육 건강을 위태롭게 한다.

단식과 공복 유산소가 자가포식을 만들고 다이어트에 도움이 된다며 아침을 거르는 이들이 많다. 그러나 중·장년기에는 이득보다 손실이 먼저 온다. 밤새 단백질 공급이 끊긴 뒤의 아침은 이미 근육 단백질을 분해하는 쪽으로 기울어 있다. 이런 공복 상태에 장시간 유산소운동까지 겹치면 코르티솔·글루카곤의 동원이 커지고, 아미노산은 에너지원으로 소모되기 쉽다. 아침에는 25g에서 30g 정도의 단백질을 채워주자. 근력 운동을 습관화하면 금상첨화다. 단백질과 운동이 서로 제곱의 효과를 낸다.

년 월 일

나이 들수록 충분한 식사를 하면서 운동을 하는 것이 더 이롭다. 특히 아침에 단백질을 적절하게 채우면 금상첨화다.

(40)

체지방은 면역계 기능에도 필수적인 역할을 하는데, 지방조직에서 분비되는 여러 호르몬은 면역세포 활성을 조절하기도 한다. 체지방이 너무 낮으면 감염과 질병에 대항하는 신체 능력이 떨어져 감기 같은 잔병치레부터 심각한 질환까지 걸리는 등 취약해질 수 있다.

무조건 체지방률을 낮추려 드는 경우가 많다. 하지만 지방은 적대, 통제할 대상이 아니라 조심스레 조율할 대상이다. 지방조직은 단순한 저장고를 넘어 여러 호르몬을 분비하는 내분비기관이기도 하다. 이 신호들은 면역계를 포함한 온몸의 장기들과 교신하여 식욕 등 에너지의 섭취와 신진대사에까지 영향을 미친다. 체지방이 지나치게 낮아지면 전반적인 내 몸 시스템의 안정성이 떨어지고, 면역력에도 문제가 생긴다. 피로가 심해지며 감기가 잦아지고 생리가 불순해지며 탈모가 생기기도 한다.

핵심은 어떤 지방이, 어디에 있는가다. 피하지방은 에너지의 버퍼 역할을 해주고 면역력을 유지해 줄 뿐 아니라 열을 생산해 기초대사량을 지켜준다. 반면, 내장 지방의 증가는 염증을 부르고 대사, 심혈관 질환의 위험을 키운다. 지방의 제자리를 찾아주자. 그렇다고 너무 많은 체지방을 유지할 평계가 되지는 않는다. 역시나 적당한 것이 가장 좋다.

핵심은 어떤 지방이, 어디에 있는가다. 피하지방은 에너지의 버퍼 역할을 해주고 면역력을 유지해 줄 뿐 아니라 열을 생산해 기초대사량을 지켜준다.

> **41**

전 세계적으로 15~49세의 젊은 성인에게서
조기 사망과 장애를 일으키는 원인은
단연코 술이 1위다. 알코올은 조금만 복용해도
신경계 독성이 있으며, 그 독성은 누적될수록
큰 폭으로 증가한다. 신경계 노화가 가속된다.

    술은 젊은이의 삶을 가장 **빠르고 깊게 깎아내린다**. 알코올은 뇌에 독으로 작동하고, 그 독성은 축적될수록 기하급수로 커진다. 잠은 얕아지고, 다음 날의 집중은 조각나며, 불안은 알코올이 만든 가짜 평온을 더 갈구한다. 뇌의 보상 회로는 빠른 쾌락에 맞춰 재배선되고, 기억과 실행 기능은 서서히 무뎌진다. 이렇게 가속이 붙은 노화는 총기가 사라진, 빛을 잃은 사람으로 빠르게 나를 바꾸어간다.

    탈출하는 길은 의지력이 아닌 정교한 설계다. 퇴근 후 술 한 모금 대신 레몬 한 조각을 넣은 얼음이 부딪히는 시원한 물로 입을 속인다. 하루 중 가장 힘든 저녁, 30분이라도 샤워나 달리기, 근력 루틴을 넣어 보상을 준다. 술병은 보이지 않는 곳으로 치운다. 일주일이면 수면의 깊이가 돌아오고, 심박 변이도가 넓어진다. 2주가 지나면 아침의 맑기가 다르고, 불안의 진폭이 줄어든다. 한 달이면 뇌는 다시 느린 보상을 배운다. 걷기와 글쓰기 같은 은근하고 반대급부를 데려오지 않는 순수한 쾌락이 살아난다. 술이 낚인 사람은 이렇게 새로워진 삶에서 낚을 되찾을 수 있다.

년 월 일

탈출하는 길은 의지력이 아닌 정교한 설계다. 퇴근 후 술 한 모금 대신 레몬 한 조각을 넣은 얼음이 부딪히는 시원한 물로 입을 속인다. 하루 중 가장 힘든 저녁, 30분이라도 샤워나 달리기, 근력 루틴을 넣어 보상을 준다. 술병은 보이지 않는 곳으로 치운다.

(42)

절제되고 균형 잡힌 식습관은 인류와 지구상 생물 전체의 고통을 줄이는 노력이기도 하다. 단백질을 소고기 대신에 가금류로 섭취하면 온실가스 배출은 10분의 1로 감소하고, (가장 바람직하게는) 콩으로 섭취하면 30분의 1로 감소한다.

절제되고 균형 잡힌 식습관은 나 하나의 건강을 지키는 일을 넘어, 지구상 모든 생명의 생존과도 관련된 일이다. 랜싯 지구 식단Planetary Health Diet은 EAT-랜싯 위원회가 전 세계 인구 100억 시대를 대비해 발표한, 지구의 건강과 인류의 건강 모두를 위한 식단이다. 최소한의 동물성 식품 섭취를 권장하며, 과일, 채소, 통곡물, 견과류, 콩류 등 식물성 식품을 중심으로 섭취하고, 환경에 미치는 영향을 줄이는 식단이다.

더 먹을 것과 덜 먹을 것들을 살피면 명확하게도, 랜싯 지구 식단은 지중해 식단, MIND 식단과 마찬가지로 하버드대 연구팀의 최근 연구에 포함된 8대 저속노화 식단에 들어간다. 우리는 오랜 세월 '무엇을 더 먹을 것인가'에 매달려 왔지만, 이제는 '무엇을 덜 해롭게 먹을 것인가'를 묻는 쪽이 더 현명하다. 간단하다. 고기와 튀김의 자리를 닭, 계란으로 바꾸고, 그다음은 콩, 두부로 넓혀간다. 저속노화는 결국 식탁 위에서 자란다. 오래 살겠다는 욕망이 아니라, 덜 해치며 살아가겠다는 선언이 우리를 단단하게 한다.

고기와 튀김의 자리를 닭, 계란으로 바꾸고, 그다음은 콩, 두부로 넓혀간다. 저속노화는 결국 식탁 위에서 자란다. 오래 살겠다는 욕망이 아니라, 덜 해치며 살아가겠다는 선언이 우리를 단단하게 한다.

(43)

생활 습관 개선이 어려운 이유는 인간의 삶 자체를 소외시키는 삶의 목표와 방식 때문이다.

많은 사람이 성취를 얻으려면 건강과 즐거움을 갉아먹어야 하고 쾌락을 좇으려면 성취와 건강을 잃어야 하며, 자기돌봄을 위해서는 재미도 성과도 포기해야 한다고 믿는다. 이 잘못된 제로섬적 사고는 외물에 대한 집착에서 시작된다. 남의 눈에 보이는 성과, 강한 자극의 즐거움, 즉각적인 위안을 붙들다 보면, 셋은 동시에 무너진다. 몸은 지치고, 일은 흐트러지고, 즐거움은 점점 더 센 자극을 요구한다.

제로섬인 줄 알지만 사실은 네거티브섬이다. 건강이 나빠지면 퍼포먼스는 떨어지고, 지긋지긋한 일을 죽어라 하기만 하면 과정의 즐거움은 사라진다. 보상 심리로 자극적인 즐거움을 좇게 되니, 건강과 성취는 더 나빠진다. 길은 반대편에 있다. 자기돌봄을 최전선의 전략으로 삼을 때, 성취는 효율과 지속을 얻고, 성취에서 오는 의미는 쾌락을 깊이로 변환한다. 더 건강한 내재 역량은 더 나은 성취를, 과정의 즐거움은 잔향이 진한 쾌락을 준다. 이 좋은 경험은 자기돌봄을 강화한다.

자기돌봄을 최전선의 전략으로 삼을 때, 성취는 효율과 지속을 얻고, 성취에서 오는 의미는 쾌락을 깊이로 변환한다. 더 건강한 내재 역량은 더 나은 성취를, 과정의 즐거움은 잔향이 진한 쾌락을 준다. 이 좋은 경험은 자기돌봄을 강화한다.

44

가속노화에 빠진 삶을 정상화하는 것은
늪에 빠진 무거운 쇠공에 실을 매달아 언덕 위로
끌어올리는 노력과 비슷하다.

진창에 잠긴 무거운 쇠공에 밧줄을 걸어 언덕 위로 올리는 모습을 상상해 보라. 처음 한 발은 거의 움직이지 않는다. 늪에 빠진 사륜구동차를 상상해도 좋다. 힘을 쏟을수록 제자리에서 진흙만 더 튀긴다. 이때 더 힘을 준다고 문제가 해결되지는 않는다. 이럴수록 머리를 써서 전략을 짜야 한다. 바닥에 널빤지를 깔아 미끄럼을 줄이고, 한 걸음 올라갈 때마다 뒤로 떨어지지 않도록 작은 나무를 괴어본다. 이는 삶에서는 변곡점을 만들기 위한 환경을 설계해 주는 일이다.

움직임이 시작되면, 끈적함은 줄어든다. 올바른 모멘텀을 만들어주는 것이 중요하다. 경사는 여전히 가파르지만, 부하는 처음만큼 잔혹하지 않다. 일탈과 피로가 와도 쉬어갈 쐐기가 놓여 있으면, 쇠공은 뒤로 굴러떨어지지 않는다. 악순환의 반복 후 바로 재시작이 아닌, 잠시 멈추었다가 다시 이어갈 수 있는 구조를 만들어 두면 된다. 그리고 기억하자. 끈적거리는 진흙이 오롯이 내 탓이겠는가. 피할 수 없는 이 사회의 가속 시스템을 함께 바꾸어나갈 용기도 필요하다. 그러다 보면 언덕의 마루가 보인다.

일탈과 피로가 와도 쉬어갈 쐐기가 놓여 있으면, 쇠공은 뒤로 굴러떨어지지 않는다. 악순환의 반복 후 바로 재시작이 아닌, 잠시 멈추었다가 다시 이어갈 수 있는 구조를 만들어두면 된다.

(45)

미래의 나를 의식하는 습관은
현재의 욕구를 이겨내는 정신적 근력을 길러준다.

우리에게는 미래의 나를 귀중하게 생각하지 않는 본능이 있다. 시간 할인temporal discounting이라는 개념이다. 눈앞의 보상은 크게, 먼 미래의 이득은 작게 평가한다. 뇌는 바로 얻을 수 있는 사과 한 개를 나중에 얻을 수 있는 사과 두 개보다 값지게 친다. 불확실한 미래보다 확실한 지금을 우선하도록 설계된 이 본능은 생존의 유산이다. 그래서 많은 사람에게 내년의 나, 심지어 내일의 나는 낯선 타인처럼 느껴진다. 그래서 장기 목표가 현재의 충동 앞에서 번번이 밀린다.

해법은 미래의 나를 익숙한 사람으로 만드는 것이다. 당장의 달콤함을 과대평가하고 먼 이득을 과소평가하는 뇌의 기본 설정을 바꾸기 위해 미래의 나를 생생한 인물로 불러내어 재조정하는 것이다. 미래의 나를 또렷하게 의식하는 순간, 정신의 근력이 강해지며 현재의 충동은 위력을 잃는다. 심리학과 신경과학적 연구는 실제로 미래를 시뮬레이션할 때 우리가 미래의 나를 조금 더 배려할 수 있고, 충동을 견딜 수 있음을 지지한다. 미래의 나를 의식하는 습관은 나를 확장해 사랑하는 연습이다.

　　　　　　　　　　　　　　　　년　월　일

미래의 나를 의식하는 습관은 현재의 욕구를 이겨내는 정신적 근력을 길러준다.
미래의 나를 의식하는 습관은 나를 확장해 사랑하는 연습이다.

억지로 노력하지 않고도 할 수 있게 시스템을 만들어가야 한다. 저속노화는 결심의 기술이 아닌, 좋은 습관으로의 편안한 레드카펫을 깔아놓는 일이다.

46

의지는 원래 약하다.
습관으로 만들어야 한다.

의지력을 가지고 욕망을 억제하면서 식단, 운동을 '한다'는 표현을 쓰는 이들이 많다. 그래서 신년이 되거나 휴가철이 다가오면 생활 습관에 급격한 변화를 시도하는데, 지속가능하지 않고, 유행하는 다이어트 방법을 따르며 빠르게 체형을 바꾸려 한다. 하지만 내 삶의 여러 모습은 질주하는 무거운 기차가 즉시 브레이크를 밟는다 해도 바로 멈추지 않는 것처럼 강력한 관성을 가지고 있기에, 어느 날 갑자기 급격한 변화를 주더라도 원하는 대로 되지 않는 경우가 많다.

기차는 은근한 출력으로 천천히 가속하지만, 그 가속이 지속되다 보면 어느덧 아주 빠른 속도로 달리게 된다. 갑자기 빠른 출력을 내도록 해도 쇠바퀴가 미끄러지고 헛돌 뿐이다. 추진 기관과 구동 계통에만 무리가 될 뿐, 효과적인 가감속은 되지 않는다. **내 삶의 면면에 변화를 주려면 상당한 시간 동안 지긋이 관성을 누르는 노력이 필요하다. 처음에는 불편함이 따른다. 이 불편함을 편안함으로 만드는 것이 습관의 힘이다.**

내 삶의 면면에 변화를 주려면 상당한 시간 동안 지긋이 관성을 누르는 노력이 필요하다. 처음에는 불편함이 따른다. 이 불편함을 편안함으로 만드는 것이 습관의 힘이다.

(47)

**나쁜 습관을 내려놓는 법을
배우는 것이 먼저다.**

하루 한 갑 이상 담배를 평생 피운다면 담배를 전혀 피우지 않은 사람에 비해 10년 정도 기대 여명이 줄어들 수 있다. 순 알코올로 환산했을 때 하루 30g, 즉 소주 세 잔 이상의 알코올을 섭취하는 사람은 적정 음주자에 비해 2년 정도 기대 여명이 줄어들 수 있다. 담배는 온몸에 염증과 과도한 활성산소의 폭격을 초래하여 상상할 수 있는 모든 종류의 암이 찾아올 가능성을 크게 증가시킨다. 노화 시계를 이용한 가속, 감속노화 분석에서 흡연 유무는 늘 확실한 초강력 변수다.

술도 마찬가지다. 술에 취해 전두엽 기능이 마비되면 해로운 음식으로 배를 채우게 된다. 술을 마시고 잠을 자는 것은 밤을 홀딱 새우는 것과 다르지 않다. 알코올의 분해 과정에서 생성되는 아세트알데히드는 역시 온몸에 염증과 과도한 활성산소 폭격을 내린다. 근육은 빠지고 내가 먹는 에너지는 배에 쌓인다. **먹는 것, 움직이는 것들을 개선하는 각고의 시도에도 술과 담배라는 강력한 방해 요인이 남아 있는 한 악순환의 고리는 끊어내기 어렵다. 그래서 나쁜 습관을 내려놓는 것이 먼저다.**

먹는 것, 움직이는 것들을 개선하는 각고의 시도에도 술과 담배라는 강력한 방해 요인이 남아 있는 한 악순환의 고리는 끊어내기 어렵다. 그래서 나쁜 습관을 내려놓는 것이 먼저다.

(48)

조급하게 무리할 필요 없다.
70%를 꾸준히 쓰는 것이 100%를 한번에 쓰는 것보다
더 빠르게, 멀리 갈 수 있다.

전자식 자세 제어 장치가 없는 차를 탈 때 처음 느꼈던 것이다. 도파민을 몰아붙이며 70이 80, 80이 90이 되면 자동차는 비틀거리기 시작하고, 이는 진로 이탈이나 사고로 이어진다. 달리기도 마찬가지다. 빨리 잘 뛰고 싶고, 기록을 만들고 싶어서 처음부터 무리를 하면 오히려 몸의 대사에 부담이 가 후반부의 기록이 많이 처질 수 있다. 전력 질주를 하면 몇 분 만에 호흡이 깨지고 보폭이 무너진다. 관절이나 근육에 부상이 생길 가능성도 커진다.

70%를 쓰되, 꾸준히 해야 한다. 그러다 보면 70%로 해낼 수 있는 것들이 넓어지고 깊어진다. 70%의 페이스는 심박이 안정되고, 발과 호흡이 합을 맞추며, 마지막에 '네거티브 스플릿negative split'*을 가능하게 한다. 공부도, 일도, 관계도 같다. 오늘 모든 걸 끝내려는 조급함은 내일의 집중을 갉아먹지만, 꾸준한 70%는 집중의 근육을 단단하게 한다. 근육은 무리한 과부하보다 반복을 사랑하고, 뇌는 자극의 강도보다 리듬을 기억한다. 70%는 나태가 아니라 저속노화를 위한 전략이자 설계다.

• 점진적으로 속도를 천천히 높이다가 후반부로 갈수록 전력질주하는 달리기 전략.

70%를 꾸준히 쓰는 것이 100%를 한번에 쓰는 것보다 더 빠르게, 멀리 갈 수 있다.

49

살다 보면 한동안은 여러 면의 생활이 헝클어질 수도 있다. 설령 그렇다고 하더라도 균형 잡히고 느리게 나이 들 수 있는 생활 습관의 원점으로 돌아올 수 있는 지향과 의지만 품으면 된다. 여러 상황이 만든 생활의 악순환은 선순환의 힘으로 틀림없이 풀어낼 수 있다.

마음이 바쁠 때 삶은 헝클어져 어디부터 풀어야 할지 알기 어려울 때가 있다. 잠은 뒤집히고, 식사는 들쭉날쭉해지고, 마음은 자꾸 앞질러 달린다. 그래도 끝난 것이 아니다. 균형 잡힌 느린 삶에는 언제든 돌아올 수 있는 원점이 있다. 거창한 계획이 아니라, 내가 무엇을 향해 가는지 잊지 않는 지향, 다시 가볼 수 있다고 믿는 의지만 품으면 된다. 삶의 매듭은 힘으로 잡아당길수록 더 조여진다. 대신 한 올씩 천천히 풀어내자.

어제의 실수를 설명하려 하기보다 오늘의 리듬을 한 뼘만 회복해보자. 그러면 엉킨 실은 의외로 쉽게 풀린다. 악순환은 늘 그럴듯한 이유로 시작된다. 피곤해서 미루고, 미루어서 더 피곤해지고, 자신을 책망하며 다시 미룬다. 나 역시 마찬가지다. 하지만 선순환도 똑같이 작은 이유로 시작된다. 마음이 들어앉을 자리를 만들면 몸이 따라오고, 몸이 따라오면 생각이 단순해지고, 단순해진 생각은 다시 생활을 정돈한다. 완벽은 중요하지 않다. 오래 사는 법이 아니라, 다시 돌아오는 법을 연습하라. 그 법을 아는 사람의 시간은, 헝클어져도 결국 단단해진다.

년 월 일

오래 사는 법이 아니라, 다시 돌아오는 법을 연습하라. 그 법을 아는 사람의 시간은, 헝클어져도 결국 단단해진다.

50

억지로 노력하지 않고도 할 수 있게 시스템을
만들어가야 한다. 물을 가열하면서 계속 보고 있으면
절대로 끓지 않는다는 말이 있다.
노자가 《도덕경》에서 "억지로 노력하지 말라"고
한 것이 이런 의도였지 않을까.

의지로 버티는 삶은 오래가지 않는다. 또 작심삼일이 되고 만다. 이유는 간단하다. 의지는 순간의 힘이지만, 삶은 연속의 힘을 요구하기 때문이다. 우리는 매일 같은 장면 앞에 선다. 피곤한 밤, 손 닿는 곳의 화면, 문득 당기는 단맛, 늘어지려는 몸. 이 장면을 그저 꾹 참으면서 돌파하려 할수록 마음은 지친다. 한계에 달하면 남는 것은 폭식, 폭음이다. 그러니 해법은 의지를 돋우는 구호가 아니라, 의지가 거의 필요 없는 세계를 설계하는 것이다.

무위無爲는 방임이 아닌, 흐름이다. 물이 낮은 곳으로 흐르듯, 선한 선택 쪽으로 더 쉽게 기울도록 내 삶의 각도를 세우면 된다. 시스템이 바뀌면 마음은 편안해지고, 편안함은 지속을 낳는다. 화면 대신 책이 먼저 손에 닿고, 간식은 시야 밖에 있고, 걷기 좋은 길이 일상의 동선 안에 들어오면, 우리는 억지로 '참아낸' 것이 아니라 '그렇게 하는 것이 자연스러운' 선택을 하게 된다. 저속노화는 결심의 기술이 아닌, 좋은 습관으로의 편안한 레드카펫을 깔아놓는 일이다.

> 51

자신에게 맞고, 즐거운 방식으로
건강 관리를 해야 오래갈 수 있다.

==오래가는 건강은 의지로 버티는 싸움이 아니라 취향과 설계의 합이 만드는 협주곡이다. 내 마음이 기꺼워하는 방식으로, 몸에도 맞으면 더 좋다.== 좋은 경험, 즉 즐거움은 꼭 필요한 연료다. 억지로 밀어붙이니 늘 작심삼일이 되고, 알고 있어도 실천이 어렵지 않냐는 볼멘소리가 나온다. 그러므로 남들이 좋다고 하는 최고의 운동이나 완벽한 식단에 집착할 필요가 없다. 좋아지는 정도가 최소 효과 용량minimum effective dose에 도달하는 순간, 선순환은 자연스럽게 이루어지기에, 지속가능하고 즐거운 것으로 시작해야 한다.

도저히 견딜 수 없는 방식에 집착을 하느니, 현실적으로 실현 가능한 우회로를 찾는 것이 나을 수 있다. 루틴 역시 금과옥조처럼 고정할 필요가 없다. 변주를 주면 권태는 예방된다. 돌아올 수 있는 범위 내에서는 가끔의 일탈도 괜찮다. ==이렇게 나에게 맞는 습관으로 좋은 경험이 이루어지면 나의 몸과 마음은 금방 응답한다. 그렇게 건강은 억지로 해결해야 할 습관에서 나의 취향, 그리고 즐거운 취미가 된다.== 오래가려면 나에게 맞아야 한다. 그래야 지속된다.

년 월 일

자신에게 맞고, 즐거운 방식으로 건강 관리를 해야 오래 갈 수 있다. 오래가는 건강은 의지로 버티는 싸움이 아니라 취향과 설계의 합이 만드는 협주곡이다.

(52)

고통을 피하려는 본능을 이겨야 한다.
작은 고통을 피해 도망치면 더 큰 고통을 만난다.
겹겹이 쌓여 있는 정신적 걸림돌을 극복해야만
일상생활을 다면적으로 개선하는 선순환을 시작할 수 있다. 이를 위해 삶에서 가속노화에 기여하는 요인들의 잠재적 해악을 이성적으로 이해하고 덜어내자.
그리고 유익하지만 신체적, 인지적으로 불편한 것들을 편안하게 만들 수 있도록 '습관회로'를 형성하자.

쓴맛을 싫어하는 것과 마찬가지로 고통을 피하는 것 역시 생존 기제다. 통증을 느끼지 못하면 위험을 피하지 못해 쉬 사망에 이르게 된다. 하지만 안락함을 찾는 내가 조금이라도 나아지기 위해서는 불편함을 감수해야 한다. 이 불편함을 아무렇지 않게 만드는 데에 꼭 필요한 것이 습관회로다. 사람의 뇌에 습관이 자리 잡아 회로로 고착되기까지는 평균적으로 두 달 정도, 연구에 따라 한 달에서 세 달 정도가 걸린다고 한다.
 갑작스레 운동을 두 시간 하려는 것보다, 매일 일정한 시간에 조금씩 반복하는 것이 더 좋다. 조건반사처럼 만들면 더 효과적이다. 방에 요가 매트를 펼쳐두고 자기 전 간단한 운동을 한다거나, 현관 잘 보이는 곳에 러닝화를 놓아두면 좋다. 집에 돌아오면 옷만 갈아입고 바로 조금 달린다는 자세로 습관을 들이면, 의지는 필요하지 않다. 그렇게 좋은 경험을 반복하다 보면 이제는 새로운 모습의 관성이 생기기에 더 이상 실천할 때 불편함은 따르지 않는다.

년 월 일

고통을 피하려는 본능을 이겨야 한다. 작은 고통을 피해 도망치면 더 큰 고통을 만난다. 겹겹이 쌓여 있는 정신적 걸림돌을 극복해야만 일상생활을 다면적으로 개선하는 선순환을 시작할 수 있다.

(53)

일상에서 어떤 요소들이 나에게 만성적이고
병적인 스트레스를 일으키는지 분석하고
이를 토대로 일상을 리모델링하는 것만으로도
많은 스트레스를 줄일 수 있다.

스트레스는 대개 거대한 포탄처럼 오지 않는다. 보통 작은 총알 같은 자극들이 쌓여 조금씩 충격을 준다. 약간의 수면 부족, 약간의 과도한 카페인, 약간의 공격적인 대화 등이 스며들어 수면을 올리듯 수위를 높인다. 그래서 스트레스를 줄이는 첫걸음은 참는 법을 아는 게 아니라 구조를 읽는 법을 아는 것이다. 언제 심장이 먼저 뛰는가, 어느 자리에서 어깨가 먼저 굳는가, 어떤 사람, 시간, 공간을 마주했을 때 반드시 허기가 폭주하는가.

이 반복을 지도처럼 그려보면 스트레스는 패턴이라는 사실이 드러난다. 패턴이 보이면, 개선은 의지의 문제가 아니라 설계의 문제가 된다. 전략적으로 리모델링하자. 불필요한 알림처럼 소음을 부르는 입력은 줄여보자. 시간표의 경계선을 다시 긋고, 해야 할 일과 하지 않아도 될 일을 구분해 서로 뒤섞이지 않게 두자. 몰입은 한 번에 하나. 어제와 같은 하루라도 동선이 정리되고, 빛과 식사와 잠의 위치가 제자리를 찾으면 교감신경의 과속이 풀리고, 마음의 엔트로피가 내려간다. 스트레스의 총량은 의외로 '빼기'만으로도 크게 줄어든다.

년 월 일

일상에서 어떤 요소들이 나에게 만성적이고 병적인 스트레스를 일으키는지 분석하고 이를 토대로 일상을 리모델링하는 것만으로도 많은 스트레스를 줄일 수 있다. 스트레스의 총량은 의외로 '빼기'만으로도 크게 줄어든다.

(54)

일이 잘될 때 한 걸음 물러서면서 나를 가끔씩
일부러 침잠하게 하는 것은
오히려 나의 그릇이 커질 여유를 만든다.
그래서 더 큰 역경이 몰아닥쳤을 때
내 안의 물이 넘치지 않게 해준다. 이따금씩 잘 타는
숯불에 물을 뿌리는 것이 좋은 이유다.

잘될 때 조심해야 한다. 수익이 잘 날 때 흥분한 투자자는 빚을 늘려 매수 포지션을 키우기 쉽다. 하지만 임계치에 도달해 조정이 오면 남는 것은 깡통 계좌와 회한뿐이다. 다섯 배 레버리지를 쓰면 시세가 20%만 하락해도 나는 빈털터리가 된다. 성공에 취하는 것도 마찬가지다. 계속 젠가의 밑동을 빼 층수를 높이게 되면 어느 순간 펀더멘털을 넘어서는 위험 지역에 이르게 된다. 그러다 무너지는 것은 한순간이다.

밑동을 튼튼히 하는 데는 시간이 필요하다. 그 토대가 두터워지면 높이 쌓기는 더 쉬워진다. 그래서 다음에 더 센 바람이 불어도 탑은 무너지지 않는다. 가끔의 침잠setback은 실패가 아니다. 한 걸음 물러서는 그 시간은 그릇의 지름을 넓히는 일이다. 물이 잠깐 고여 보일 뿐 바닥에서는 새 홈이 파이고, 벽은 두께를 더한다. 그래서 다음 파도가 몰아칠 때 물은 넘치지 않는다. ==우리는 흔히 멈춤을 낭비로 오해하지만, 삶의 내구성은 전진할 때가 아니라, 회복을 설계할 때 단단해진다. 그래서 일부러라도 물러나는 시간이 필요하다.==

일이 잘될 때 한 걸음 물러서면서 나를 가끔씩 일부러 침잠하게 하는 것은 오히려 나의 그릇이 커질 여유를 만든다. 그래서 더 큰 역경이 몰아닥쳤을 때 내 안의 물이 넘치지 않게 해준다. 이따금씩 잘 타는 숯불에 물을 뿌리는 것이 좋은 이유다.

(55)

40대의 모든 습관이 20년 후를 결정한다.
운동하고 먹는 것에 신경 써야 한다.

20대까지는 웬만큼 자신을 학대해도 건강에 대한 문제의식을 느끼기가 어렵다. 물론 20대나 그 이전부터 조화로운 삶을 고민하는 것이 좋지만, 모든 면이 괜찮다면 자신의 생활을 돌아보기는 쉽지 않다. 하지만 30대 중반이 되면 조금씩 그동안 내가 유지해 왔던 여러 습관의 불균형이 눈에 띄기 시작한다. 건강검진에서 조금씩 '경계선'에 있는 것들이 보인다거나, 지방간 등 영상학적 이상 소견이 관찰되고, 근골격계를 비롯하여 여기저기 아픈 곳들이 생겨나는 것이다.

지금이 가장 이른 때라는 생각으로 그동안 내가 걸어온 길이 중용에서 얼마나 벗어나 있는지 복기해 보는 것이 좋다. 근력, 뼈 밀도, 전두엽 기능을 비롯해 많은 것이 30대 중반에서 40대 초반에 피크를 치고 이후 내리막을 걷게 된다. 여기서부터는 내가 어떻게 하는지에 달렸다. 체계적인 영양학과 운동 트레이닝 방법이 존재하지 않던 시절, 최고 수준의 운동선수들은 나이가 들면서 빠르게 기록을 잃어갔다. 하지만 근래에 들어 전문 운동인들은 더 오랜 기간 동안 전성기 수준의 근사한 퍼포먼스를 낸다. 이렇게 체계적으로 미래의 나를 내가 그려가야 한다.

지금이 가장 이른 때라는 생각으로 그동안 내가 걸어온 길이 중용에서 얼마나 벗어나 있는지 복기해 보는 것이 좋다. 체계적으로 미래의 나를 내가 그려가야 한다.

(56)

내일 잘 자는 최고의 방법이 있다.
바로 오늘 잘 자는 것이다.

 잠이 중요한 것은 이해했고, 시간도 낼 의지가 있고, 어떻게든 잘 자고 싶은데 도저히 잘 잘 수가 없다는 이야기를 많이 듣는다. 카페인과 술을 피하고 스마트폰을 치우며 침실의 환경을 쾌적하게 하는 등의 노력을 해도 쓸모없다는 것이다. 불면증 인지행동치료의 첫 번째 수칙이 해답을 준다. 바로, '더 잘 자야 하는데, 이제 아침까지 몇 시간밖에 안 남았는데'라는 생각을 하지 말라는 것이다. 물론 코끼리를 떠올리지 말라는 말을 듣자마자 코끼리가 머릿속을 맴돌게 되니 억지로는 쉽지 않다.
 이 가르침을 생리학적으로 해석하면, 잠에 대한 불안이 교감신경을 활성화하고 과각성을 유발해 잠드는 것을 더 어렵게 하기에 생각을 통해 불면의 악순환을 만들지 말라는 것이다. 과각성과 교감신경에 답이 있다. 전날 수면의 질이 나쁘면, 다음 날 하루 종일 스트레스 호르몬이 높은 상태를 유지하게 되어 내 몸의 긴장도 역시 높아지게 된다. 그러면 밤에 잠들기는 더 어렵다. 이러한 긴장은 운동이나 마음챙김을 통해서 어느 정도 낮출 수 있지만, 애초에 전날 잘 잤다면 문제가 되지 않았을 것이다. 그래서 늘 잠은 잘 보살펴야 한다.

내일 잘 자는 최고의 방법이 있다.
바로 오늘 잘 자는 것이다.

57

**알코올의존증에 빠진 사람은
결과적으로 장기적인 수면 부족에
시달린 사람과 비슷한 뇌 상태가 된다.**

알코올은 처음엔 불안을 낮추는 진정제처럼 작동한다. 그러나 뇌는 균형을 되찾기 위해 오히려 교감신경을 활성화해 긴장을 높인다. 이러한 과흥분 상태는 스트레스 호르몬인 코르티솔의 균형을 망가뜨린다. 본래 코르티솔은 아침에는 각성을 돕지만 저녁에는 잠잠해져 휴식과 수면을 돕는다. 이런 균형이 망가지면 뇌와 몸은 늘 스트레스가 가득 찬다. 코르티솔과 교감신경은 인슐린 저항성, 내장지방 축적, 만성 염증의 악순환을 만들어 대사 균형을 깨뜨리고, 다음 날의 혈당, 식욕 신호에도 지장을 준다.

잠을 이루기 위해서 술을 찾는 이들도 많다. 알코올은 피로물질인 아데노신을 빠르게 쌓이게 해 졸리게 하지만, 사실 수면의 구조도 망가뜨린다. 수면 중 각성은 심화되고, 스트레스의 지표인 심박변이도도 악화된다. 이렇게 실질적 수면 부족 상태가 되면 전두엽의 집행 기능과 작업 기억은 떨어지고, 편도체 과활성이 더해져 불안, 분노, 우울은 악화된다. 알코올 의존 상태의 뇌가 장기간 수면 결핍 뇌와 유사한 양상을 보이는 이유다. 스트레스를 줄이고 성취를 높이기 위해서는 절주가 필수다.

알코올의존증에 빠진 사람은 결과적으로 장기적인 수면 부족에 시달린 사람과 비슷한 뇌 상태가 된다.
스트레스를 줄이고 성취를 높이기 위해서는 절주가 필수다.

(58)

잠을 잘 자는 것은 참 중요하다.
잠을 못 자는 게 당연한 문화가 바뀌어야 한다.

수면 부족은 초강력 가속노화 인자다. 열흘 동안 하루에 한 시간씩 잠을 줄인 사람은 24시간 동안 깨 있던 사람과 비슷한 수준의 집중력을 보인다. 아무리 잘 짜인 운동 프로그램을 수행하더라도 잠이 모자라면 근육량이 제대로 늘어나지 않고, 기능이 향상되지 않으며, 아무리 몸에 좋다는 음식을 먹어도 잠을 아끼면 인슐린 저항성은 개선되지 않는다. 수면 부족은 의지력조차 취약하게 바꾸어, 불필요한 물욕을 높이고 술, 담배, 쇼핑, 숏폼 영상이 더 당기게 한다.

잠은 내 건강의 모든 것과 연결되어 있다. 수면의 양과 질이 불충분하면 몸과 마음의 건강이 고장 나기 시작하는 것은 물론, 도달하고 싶은 삶의 목표에서도 점점 멀어질 수밖에 없다. 잠을 아껴서 일을 더 하겠다는 것만큼 바보 같은 생각이 없다. 성능이 더 떨어지는 사람이기에 일을 더 오래하더라도 결과는 더 나쁠 것이다. 그렇게 잠을 줄이다 보면 전면적인 악순환만이 남는다. 그런 사람을 근면한 것으로 숭앙하는 사회의 관점이 빨리 바뀌어야 한다.

년 월 일

잠을 잘 자는 것은 참 중요하다.
잠을 못 자는 게 당연한 문화가 바뀌어야 한다.
잠은 내 건강의 모든 것과 연결되어 있다.

59

사당오락은 남의 집 아이들 성적을 떨어뜨리려는 머리 좋은 부모들의 발상일지도 모르겠다.

'사당오락四當五落.' 네 시간 자면 붙고, 다섯 시간 자면 떨어진다는 말이다. 나는 이 말을 종종 이렇게 뒤집어 듣는다. 남의 집 아이 성적을 떨어뜨리려는 머리 좋은 부모들의 발상이었을지도 모른다고. 잠을 빼앗기면 집중은 산만해지고, 기억은 얕아지며, 감정은 거칠어진다. 밤을 깎아 만든 공부는 그날의 공부 분량을 늘려주는 듯 보이지만, 사실 자는 동안 사라져버린다. 졸음에 젖은 문제 풀이가 늘려주는 것은 성취가 아니라 오류투성이다. 수면은 사치가 아니라 학습의 절반이다.

공부든 운동이든 일이든 제대로 된 휴식은 트레이닝과 생산성의 한 축이다. 근육은 쉬면서 붙는다. 일도 몰입 후에 이완이 있어야 재몰입이 가능하다. 회복 구간을 지워버리면 당장은 진도가 나간 듯해도 성과의 곡선은 점점 낮아진다. **휴식은 손을 놓는 게 아니라 다음 성장을 준비하는 능동적 시간이다.** 산책 한 바퀴가 뒤엉킨 아이디어의 실타래를 푼다. 쉬는 것도 훈련이고, 잠도 업무다. 그러니 사당오락 대신 이렇게 외우자. **숙면은 다음 날의 첫 과목이다.**

휴식은 손을 놓는 게 아니라 다음 성장을 준비하는 능동적 시간이다. 쉬는 것도 훈련이고, 잠도 업무다. 숙면은 다음 날의 첫 과목이다.

60

몰아서 쉬는 경험을 한번 해보자.
수면 패턴도 바로잡고,
자신을 위한 새로운 활동도 시도해 보자.

나는 휴가를 바다 위에서 표류한 나를 다시 정렬하는 섬의 기간으로 본다. 외부 일정이 줄고, 메신저와 전화, 이메일이 잠시 잠잠해지는 이때가 수면의 결을 되돌리기 가장 쉽다. 늦게까지 켜두던 화면을 덮고, 매일 같은 시각에 눕고 일어나며, 아침 햇빛을 맞는 단순한 질서만 회복해도 하루의 맑기가 달라진다. 스트레스의 수위가 내려가면 식욕의 소음도 잦아든다. 정갈하고 슴슴한 음식에 입맛을 들일 수 있는 절호의 기회이다. 이 여유의 시간에는 쌓인 물건들을 정리하고 버리기에도 좋다.

운동도 마찬가지다. 평소 시간에 쫓겨 허겁지겁 해치운 운동을 잠시 멈추고, 기초를 다지는 시간으로 바꿔보자. 호흡과 보폭, 관절의 움직임을 천천히 점검하고, 가벼운 근력부터 차분히 쌓는다. 몸의 정렬을 되찾는 순간, 마음의 정렬도 뒤따라온다. 내게 정말 중요한 것이 무엇이었는지, 시간, 경제, 인지 에너지를 어떻게 분배해 왔는지 가만히 들여다보자. 약간의 포트폴리오 조정을 통해, 일상에서 과도하게 투자된 영역을 덜고 소홀했던 영역을 늘리자. 휴가는 이런 '생활 리밸런싱'의 최적기다.

몰아서 쉬는 경험을 한번 해보자. 수면 패턴도 바로잡고, 자신을 위한 새로운 활동도 시도해 보자. 약간의 포트폴리오 조정을 통해, 일상에서 과도하게 투자된 영역을 덜고 소홀했던 영역을 늘리자. 휴가는 이런 '생활 리밸런싱'의 최적기다.

61

**휴식 시간은 보내는 방법과 태도에 따라
재충전의 회복 기간이 될 수도 있고, 몸과 마음의
에너지를 소진하는 소모 기간이 될 수도 있다.**

휴식은 이 시간을 대하는 우리의 태도에 따라 완전히 다른 결과를 낳는다. 화려한 음식과 술, 빠른 이동과 빽빽한 일정, SNS 인증으로 가득한 휴가는 순간의 흥분을 준다. 이동 중에는 끊임없이 숏폼 영상을 본다. 몸의 리듬이 깨지고 수면이 얕아지며, 돌아와서는 오히려 더 지쳐 있는 자신을 발견한다. 바닷물을 들이켜 잠깐 갈증을 속이듯, 자극으로 채운 휴식은 더 큰 갈증을 부른다.

사실 회복의 휴식은 속도를 낮추는 데서 시작한다. 알림을 끄고 하루를 수면과 식사, 움직임, 읽기와 쓰기로 단순하게 짠다. 여행도 마찬가지다. 읽을거리를 챙기고, 몸을 충분히 움직여주자. 조용한 곳에서 풍경을 바라보며 호흡에 집중하거나 느리게 걸어보면 번뇌가 사그라든다. 여유는 외물에 대한 집착에서 벗어나 내면적 성장과 성찰에 집중하게 해준다. **털어내듯 쉬며 지금 내가 어디에 와 있고, 어디로 가고 있으며, 어디로 가고 싶은지 생각해 보자.** 작년 이맘때에는 무슨 생각을 했던가, 그리고 내년에는 무엇을 복기하고 있을 것인가. 이런 생각을 많이 하고, 글로 써보는 것은 스스로를 함부로 다루지 않게 되는 데 큰 도움이 된다.

년 월 일

덜어내듯 쉬며 지금 내가 어디에 와 있고, 어디로 가고 있
으며, 어디로 가고 싶은지 생각해 보자. 작년 이맘때에는
무슨 생각을 했던가, 그리고 내년에는 무엇을 복기하고
있을 것인가. 이런 생각을 많이 하고, 글로 써보는 것은
스스로를 함부로 다루지 않게 되는 데 큰 도움이 된다.

(62)

창의적 성취를 이룬 인물들은 저마다
자신만의 리듬으로 몰입과 휴식을 조절했다.
최고의 성과를 낸 이들의 삶에는 고요함과 차분함,
자기돌봄이 충만했고, 정보의 과잉과 가짜 노동,
과로와 자기 학대는 없었다.

위대한 성취는 억지 의지가 아닌, 리듬의 엔지니어링이 만든다. 창의적 인물들은 아침형, 저녁형, 장거리형, 단거리형 등 저마다 다른 크로노타입chronotype*을 응용했다. 잘 자고 잘 쉬어 삶의 기틀을 다진 후 그 위에 60분에서 90분짜리 울트라디안 몰입과 짧은 이완을 교대로 배치했다. 몰입 구간에는 방해 변수를 제거해 전전두엽의 기능이 주도권을 잡도록 했고, 휴식 구간에는 운동, 호흡, 수면, 멍 때리기 등의 방법으로 디폴트 모드 네트워크 회로DMN**를 재정렬했다. 그렇게 고요한 초집중으로 일했다.

그들이 멀리한 것은 가짜 노동이다. 불필요한 서류 작업, 메신저 확인, 의미 없는 회의, 피로를 과시하는 야근. 우리의 일에 가짜 노동은 얼마나 큰 지분을 차지하는가! 멀티태스킹과 정보 과잉은 주의력과 창의력을 고갈시키며 질 낮은 과각성을 부른다. 마음의 엔트로피가 높아지고 생산성은 떨어지니 일은 더 많이 해야만 하는 악순환이 벌어진다. 자기돌봄을 할 수 있는 일과 쉼의 문화가 필요하다. 자기돌봄은 성과의 전제조건이며, 정돈된 마음은 생각을 예리하게 하는 칼이다.

---

* 하루 중 자신에게 맞는 가장 적절한 수면, 각성 시간대.
** 뇌가 휴식할 때 활성화되는 영역.

창의적 성취를 이룬 인물들은 저마다 자신만의 리듬으로 몰입과 휴식을 조절했다. 최고의 성과를 낸 이들의 삶에는 고요함과 차분함, 자기돌봄이 충만했고, 정보의 과잉과 가짜 노동, 과로와 자기 학대는 없었다.

> 63

몰입은 훌륭한 집중 상태인 동시에,
마음의 엔트로피가 극단적으로 낮아진 상태다.

메신저, 전화, 이메일이 시끄러울 때, 자의건 타의건 멀티태스킹을 경험할 때 마음의 엔트로피가 높아짐을 느낀다. 이때는 번뇌가 많고 호흡은 부산하고 집중은 되지 않는다. 몰입은 이와 정반대의 상태다. 마음의 엔트로피가 극단적으로 낮아져, 흩어지던 생각의 입자들이 한 점으로 모이고, 물결 많던 호수 표면이 숨을 죽인 듯 매끈해지는 시간. 해야 할 일의 윤곽이 선명해지고, 다음 한걸음의 방향만 남는다. 도파민이라는 보상은 화면의 번쩍임이 아니라 몰입 그 자체에서 나온다.

도파민은 목표의 종착점이 아니라 과정에 맞춰 재편된다. 멀티태스킹을 버리고 순차 처리 방식으로 일을 전환해 보자. 방해 변수를 덜어내고 엔진에 시동을 걸자. 해야 할 일을 조금씩 조금씩 조각내어 작은 목표부터 클리어하면 기분 좋은 도파민이 나온다. 시작 전엔 호흡으로 리듬을 맞추고, 너무 오래지 않아 일단락을 짓자. 저속노화의 관점에서 몰입은 시간을 농축하는 힘이다. 같은 한 시간이더라도 몰입 안에서의 한 시간은 더 길고 더 두텁다. 정신없이 더 빨리 살지 않고도 더 많이 이룰 수 있다.

저속노화의 관점에서 몰입은 시간을 농축하는 힘이다. 같은 한 시간이더라도 몰입 안에서의 시간은 더 길고 더 두텁다. 정신없이 더 빨리 살지 않고도 더 많이 이룰 수 있다.

64

마음의 근력이 떨어지고, 엔트로피가 올라 쉽게
단 음식이나 몸에 좋지 않은 정크푸드에 의존하고,
인터넷 쇼핑 중독에 빠지거나 영상을 몰아보고,
SNS를 끊임없이 스크롤하게 되고, 뭔가 불안해서
포모증후군에 시달리는 그런 상태를 나는 통칭해서
번뇌라고 부른다.

단 음식, 정크푸드, 끝없는 스크롤, 충동구매, FOMO로 이어지는 연쇄는 의지의 실패가 아니라 시스템의 부조不調**다.** 수면 파괴, 스트레스 항진, 전전두엽-편도체 이상이 겹쳐 지금 당장 쏟아질 수 있는 도파민에 대한 목마름이 극도로 커진 상태다. 시간 할인 현상이 커져 뇌는 빠른 위안은 과대, 느린 만족은 과소평가한다. 아심我心이 팽창해 당장의 감정만 남아 있는 높은 엔트로피의 상태에서는 무엇에도 집중하기 어렵다.

끊임없이 약을 찾는 중독자와 생물학적으로 동일하다. 이 상태를 만드는 것이 과연 성공한 삶이자 위너인가? '위너'의 정의를 바꿔야 한다. **무엇이든 더 빨리 더 많이 끌어오는 사람을 이긴 자라 부르던 오래된 논리에서 벗어나, 더 적게 흔들리고 더 오래 집중할 수 있는 사람을 강자라 부르자.** 빠르게 타버리는 불꽃 같은 쾌락이 아닌, 모든 것이 제자리에 있을 때 완성되는 에우다이모니아eudaimonia의 감각을 찾아야 한다. 진정한 위너는 외물과 즉각적인 즐거움의 불꽃 없이도 의미의 등불을 찾는 이다.

무엇이든 더 빨리 더 많이 끌어오는 사람을 이긴 자라 부르던 오래된 논리에서 벗어나, 더 적게 흔들리고 더 오래 집중할 수 있는 사람을 강자라 부르자. 빠르게 타버리는 불꽃 같은 쾌락이 아닌, 모든 것이 제자리에 있을 때 완성되는 에우다이모니아의 감각을 찾아야 한다.

(65)

개인의 의지력만으로 가속노화 습관의
쓰나미를 막는 데는 한계가 있다.
장시간 노동을 줄이고, 질주하는 사회의 속도를 늦추며,
휴식을 바라보는 관점도 바뀌어야 한다.

인간의 의지력은 약하다. 특히 돈, 시간, 정신력 등 내가 보유한 다양한 자원에 결핍이 생기면 이성의 힘은 더욱 취약해진다. 현대의 우리는 100년 동안 건강을 유지하며 사회의 일원으로 참여해야 하는데, 우리 사회가 일과 휴식을 바라보는 관점은 과거에 머물러 있다. 무한 경쟁을 통해 재빨리 무언가를 그러쥐고 그 과정에서 스스로를 고장 내는 삶이 존경받았다. 평균 수명이 70년이던 시절에는 65세에 은퇴를 하였고, 아픈 기간은 짧으니 문제가 없었다.

이제는 70세가 되면 30년을 더 살아야 한다. 여전히 성장하는 30년이 될 수도, 아프고 노쇠한 30년이 될 수도 있다. 지식 경쟁 시대가 도래하며 일이 성과를 만들어내는 메커니즘도 바뀐 지 오래다. 일과 자기돌봄, 공부를 섞어 건강과 성장, 즐거움의 세 마리 토끼를 모두 잡을 수 있어야 한다. 레드 존을 넘어서는 지점까지 엔진을 몰아붙이도록 강요받는 사회에서는 불가능한 일이다. 그래서 먼저 사회가 사람, 일, 쉼을 바라보는 관점이 바뀌어야 한다.

이제는 70세가 되면 30년을 더 살아야 한다. 여전히 성장하는 30년이 될 수도, 아프고 노쇠한 30년이 될 수도 있다. 일과 자기돌봄, 공부를 섞어 건강과 성장, 즐거움의 세 마리 토끼를 모두 잡을 수 있어야 한다.

> (66)
>
> 수렵 채취 사회의 인류는 평균적으로 하루 10~20km 정도를 걷거나 뛰었을 것으로 추산한다. 인류의 유전자는 과거의 수렵 사회에 필요한 신체 활동을 수행하도록 설정되어 있다. 마음은 편하고 싶지만, 사람의 몸은 그 편안함을 누리도록 진화하지 못했다.

인류에게 신체 기능은 생존 수단이자 종족 보존의 필수 요소였다. 수렵·채취의 조상들은 매일 10km에서 20km를 걷고 달리며 먹을 것과 물, 불, 그리고 서로를 찾았다. 우리의 유전자는 그 시대의 리듬에 맞춰 고정값처럼 설정되어 있다. 마음은 편해지고 싶어 하지만, 몸은 그 편안함을 오래 누리도록 진화하지 못했다. 그래서 현대의 의자와 엘리베이터, 배달과 스크린은 달콤한 구원처럼 보이지만, 몸에는 미세한 금을 남긴다. 움직이지 않는 시간이 쌓일수록 잠은 얕아지고, 배는 두터워지며, 머리와 관절은 굳어가고, 기분은 둔해진다.

==간단한 해법은 기본값을 되돌리는 일이다. 움직임을 기본, 앉음을 예외로 두는 작은 전환. 목적지에 닿기 위해서가 아니라, 살아 있기 위해서 걷는 태도. 한 정거장을 덜 타고, 계단을 한 층만 더 오르고, 통화를 하며 천천히 걸어보자.== 고급 차의 뒷좌석에 편안히 앉은 이가 부러운가? 편안을 찾으면 남는 것은 통증과 만성질환, 긴 침상 생활이다. 불편은 패널티가 아닌 인센티브다. 불편이 주는 편안함을 깨달으면 모든 문제가 해결된다.

간단한 해법은 기본값을 되돌리는 일이다. 움직임을 기본, 앉음을 예외로 두는 작은 전환. 목적지에 닿기 위해서가 아니라, 살아 있기 위해서 걷는 태도. 한 정거장을 덜 타고, 계단을 한 층만 더 오르고, 통화를 하며 천천히 걸어보자.

67

걷기는 사람이 가진 가장 원초적인 움직임이자,
건강을 지키기 위한 최소한의 움직임이다.
걷기는 몸 전체의 근육을 움직이고 심혈관계 건강을
개선하며 뇌에도 좋은, 만병통치약과 같은 운동이다.

걷기만으로는 부족하다는 말은 사실이다. 숨을 쥐어짜는 중·고강도 유산소, 관절을 지키는 가동성 훈련, 근육을 세우는 저항운동에 몸을 근본부터 바꾸는 힘이 있다. 그럼에도 불구하고 걷기는 여전히 특별하다. 하루 7,000보에서 8,000보를 넘기기 시작하면 혈당, 혈압과 지질 패턴이 정돈되며, 암, 비만, 당뇨, 위식도 역류, 우울증, 심혈관질환 등의 수많은 만성질환의 위험이 눈에 띄게 낮아진다. 그래서 걷기는 약처럼 효험이 있다. 복잡한 처방 없이도 부작용이 거의 없고, 당장 시작할 수 있으며, 지속하기 쉽다.

주의할 것이 있다. 노년기에 접어들었다면 하루 2만 보 걷기로 살을 빼거나, 당화혈색소를 낮추거나, 고지혈증약을 끊고야 말겠다는 욕심은 피하는 것이 좋다. 과함은 근손실을 부르고, 무릎 주변 근육의 취약성은 관절에 무리를 준다. 과하지 않은 걷기에, 충분한 열량과 단백질 섭취는 필수다. 다치지 않고 더 잘 걷기 위해 꼭 근력 운동과 스트레칭을 붙여야 한다. 그렇게 하면서 다리를 나의 최우선 이동 수단으로 만들면 건강은 절로 따라온다. 걷기는 단순한 약이 아니라, 건강과 행복을 위한 필수 영양소다.

년 월 일

걷기는 사람이 가진 가장 원초적인 움직임이자, 건강을 지키기 위한 최소한의 움직임이다. 걷기는 몸 전체의 근육을 움직이고 심혈관계 건강을 개선하며 뇌에도 좋은, 만병통치약과 같은 운동이다.

> 68
>
> 운동을 하면 운동하는 데 평생 쓴 시간의 총합보다 훨씬 더 많은 시간의 건강 수명을 연장할 수 있다. 한마디로 부작용이 없는 코카인이다.

운동은 시간을 태워 없애는 행위가 아니다. 오늘의 나에게서 조금 덜어 내일의 나에게 붙이는 투자다. 여기에는 아주 높은 수익률이 따른다. 움직이는 동안 흘려보낸 시간들이, 더 또렷한 머리와 깊은 잠, 낮은 염증과 안정된 혈당으로 돌아와 뇌와 몸이 고장 나는 속도를 더디게 한다. 그래서 달리는 시간은 닳는 시간이 아니라 길어지는 시간이다.

운동이 강력한 이유는 보상 체계를 바로잡기 때문이다. 심장박동이 빨라지고 숨이 뜨거워지면, 도파민, 엔도르핀, 아난다마이드가 한꺼번에 분비되어 기분과 집중을 들어 올린다. 그러나 이 상승은 비싸게 치러야 할 반동을 부르지 않는다. 즉, 갈증과 짜증, 다음 자극을 조르는 허기를 부르지 않는다. 그래서 나는 운동을 '부작용 없는 코카인'이라 부른다. 고농축의 각성과 환희를 주되, 그 다음을 망치지 않는 깨끗한 고양. 그 감각을 자주 경험할수록 즉각적인 자극에 길든 뇌는 새로운 기쁨을 배운다. 몸을 움직이는 짧은 시간들이 쌓여, 나의 시간은 길어지고, 삶의 밀도는 깊어진다.

운동을 하면 운동하는 데 평생 쓴 시간의 총합보다 훨씬 더 많은 시간의 건강 수명을 연장할 수 있다. 한마디로 부작용이 없는 코카인이다.

69

> 신체 기능 자산을 쌓으려면 가능한 한 젊을 때
> 운동 능력을 키워놔야 한다. 바빠서 운동을 하지
> 못한다고 말하는 것은 스스로의 미래를 적극적으로
> 파괴하고 있다고 광고하는 것과 같다.

젊을 때 쌓아둔 관절 가동 범위와 근력, 심폐기능은 튼튼한 실물 자산이 된다. 이때는 관절이 부드럽고 근육도 쉽게 불어나기에 자산은 더 쉽게 늘어난다. 하지만 신체 기능이 이미 떨어지기 시작한 뒤라면, 관절은 굳고 근육은 단백질 합성이 어려워지는 동화 저항을 겪고 여기저기가 아파 운동은 더욱 조심스럽다. 그래서 일찌감치 운동을 배우고 실천해 두는 일은 복리 효과가 있다. 지금의 한 시간 운동은 훗날 네 시간으로도 달성하기 어려운 개선 효과가 있다.

그래서 "바빠서 운동 못 한다"는 말은 사실상 선언에 가깝다. 오늘의 실적을 위해 내일의 몸을 스스로 갉아먹고 있다는 선언. 하지만 이조차도 틀렸다. 운동은 시간을 빼앗지 않는다. 오히려 시간을 늘린다. 머리를 맑게 하고, 잠을 깊이 자게 하고, 같은 일을 덜 지치게 한다. 잠깐의 숨 가쁨이 다음 날의 나를 덜 아프게, 덜 조급하게 한다. 시작이 늦었다고 주눅 들 필요도 없다. 복리는 지금부터도 작동한다. 오늘 몸을 한번 깨우면, 내일의 걸음이 반걸음 길어지고, 모레의 마음이 한결 잔잔해진다.

년 월 일

운동은 시간을 빼앗지 않는다. 오히려 시간을 늘린다. 머리를 맑게 하고, 잠을 깊이 자게 하고, 같은 일을 덜 지치게 한다. 잠깐의 숨 가쁨이 다음 날의 나를 덜 아프게, 덜 조급하게 한다.

> **70**

고강도 운동을 꾸준히 하는 습관은 부작용이 별로 없는 치매 예방약을 평생 복용하는 것과 마찬가지다.

뇌 영양제에 대한 문의를 정말 많이 받는다. 시중에서 처방전 없이 구입할 수 있는 뇌 영양제의 효과는 임상적으로 규명된 바가 없다. ==하지만 확실한 뇌 영양제가 있다. 운동이다. 숨이 턱 끝까지 차오르는 그 몇 분이 뇌에 좋은 신호를 보낸다. 혈액의 흐름이 개선되고, 뇌 기능을 개선하는 호르몬이 만들어지고, 낡은 회로 대신 새로운 연결이 생성된다. 운동이 끝난 뒤에도 한동안 머리는 맑고, 마음은 잔잔하며, 밤의 잠은 더 깊어진다.==

기억을 붙드는 해마는 이 리듬을 좋아하고, 집중과 판단을 책임지는 전전두엽도 고요 속에서 더 또렷해진다. 약을 삼키지 않고도 뇌가 스스로 치유하고 성장하는 능력을 깨운다. ==중요한 건 강도가 아니라 충분하게, 그리고 꾸준하게 땀 흘리는 시간이다.== 오늘의 숨 가쁨은 내일의 맑음을 남기고, 그 맑음은 우리를 다시 움직이고 싶게 한다. 이렇게 선순환이 돌기 시작하면, 오랫동안 머리에 끼어 있던 구름은 점차 걷혀간다.

년 월 일

고강도 운동을 꾸준히 하는 습관은 부작용이 별로 없는 치매 예방약을 평생 복용하는 것과 마찬가지다.

(71)

근력 운동을 하면 근육에서 뇌까지 연결된 신경 다발뿐 아니라 여러 가지 근육생성 호르몬(마이오카인)을 통해 온몸에 좋은 변화를 일으키는데, 우울감과 만성 통증이 개선되고 인지 기능이 좋아지는 효과도 있다.

근력 운동은 보디빌딩을 하는 젊은이들이 무거운 무게를 드는 것이라고만 생각하는 이들이 많다. 나이가 들면 걷기 운동 정도만 해야 한다는 선입견도 있다. 하지만 오히려 나이가 들수록 낙상과 골절, 와상 생활을 예방하기 위해 근력 운동이 더욱 중요해진다. 그뿐만이 아니다. 근육에서 시작된 신호가 신경 다발을 타고 뇌까지 닿아, 온몸의 감각을 다시 정렬하는 작업을 통해 수많은 점이 개선된다.

수축과 이완 사이로 마이오카인들이 흘러나오며 온몸의 대사가 개선되고, 모든 만성질환과 연관된 지표가 좋아진다. 근육과 신경으로 연결된 뇌는 통증의 감도를 바꾸어, 만성적이던 이곳저곳의 통증은 그 고집을 내려놓는다. 찬찬히 근육을 쓰는 과정에서 마음의 어지러움은 잔잔해진다. 근력 운동은 아주 거창하고 복잡한 무언가가 아니다. 우리에게 가장 중요한 것은 일단 시작하는 것이다. 시작이 습관을 만들고, 습관이 가져온 변화는 근골격계를 넘어서 우리 몸 전체와 마음에까지 좋은 영향을 미친다.

근력 운동을 하면 근육에서 뇌까지 연결된 신경 다발뿐 아니라 여러 가지 근육 생성 호르몬(마이오카인)을 통해 온몸에 좋은 변화를 일으키는데, 우울감과 만성 통증이 개선되고 인지 기능이 좋아지는 효과도 있다.

(72)

활성산소는 적당할 때 좋다. 운동할 때 나오는 정도의 활성산소는 건강한 호르메시스 효과가 있어서 몸의 발전소인 미토콘드리아의 효율성을 좋게 하고 질병을 예방한다. 과도한 활성산소를 초래하는 폭음, 흡연, 나쁜 식사의 문제는 항산화제로 해소되지 않는다. 절제된 생활 습관에 더해 충분한 운동으로 건강한 활성산소를 만들어주는 편이 낫다.

활성산소는 없애야 할 적이 아니라 용량과 맥락에 따라 우리 몸에 유익하거나 유해할 수 있는 신호다. 이것이 호르메시스hormesis의 핵심이다. 약한 스트레스가 우리 몸의 수리 시스템을 깨워 기능을 잃고 퍼져버린 미토콘드리아를 수리할 수 있는 계기가 된다. 운동 중 잠깐 올라가는 활성산소는 미토콘드리아의 에너지를 더 효율적으로 하고, 고장을 미리 고치라고 신호한다. 그러면 인슐린 저항성이 개선되고 만성 염증과 여러 대사 질환의 위험성이 감소한다.

반대로 폭음, 흡연, 과식, 만성 수면 부채가 뿜어내는 활성산소는 지속적이고 무질서한 손상이다. 이때 항산화제를 한 줌 얹는다고 해도, 활성산소의 해악은 사라지지 않는다. 비타민 E를 위시한 고용량 항산화제를 흡연자에게 복용하도록 하면 사망률이 오히려 증가한다. 정작, 생활 습관이 좋지 않은 이들이 "운동하면 활성산소로 노화가 빨라지지 않느냐"는 질문을 던지곤 한다. 아니다. 호르메시스를 내 편으로 활용하라. 니체의 말처럼 '나를 죽이지 못하는 것'은 우리를 강하게 한다.

활성산소는 적당할 때 좋다. 운동할 때 나오는 정도의 활성산소는 건강한 호르메시스 효과가 있어서 몸의 발전소인 미토콘드리아의 효율성을 좋게 하고 질병을 예방한다.

(73)

인지 예비능을 개선하는 것은 근력 운동과 비슷하다. 계단 오르기를 처음 시작할 때는 힘이 많이 든다. 하지만 근력이 좋아지면 점점 더 가뿐하게 계단을 오를 수 있고 운동량은 더 많아지며, 근력은 더 좋아지는 선순환이 생긴다.

뇌 기능을 키우는 일은 근력 운동과 닮아 있어서, 처음엔 숨이 차고, 머릿속이 버겁기만 하다. 그러나 그 버거움이 바로 뇌 가소성을 깨우는 힘이다. 뇌의 강화된 네트워크가 같은 과제를 더 적은 에너지로 처리하도록 재배선된다. 계단을 오를수록 다리가 가벼워지듯, 적극적 인지 활동을 반복할수록 동일 과제에 소요되는 노력이 줄어들고, 남는 여력으로 더 복잡한 문제, 더 긴 글, 더 어려운 악보를 소화해 낼 수 있다. 이렇게 자극을 한 단계씩 올리면, 근력 운동에 익숙해지는 것처럼 뇌에도 선순환이 시작된다.

훈련 원리도 같다. 진도를 확 끌어올리는 폭발이 아닌, 점진적 과부하가 핵심이다. 익숙해진 난이도를 살짝 초과하는 문제를 푼다. 몰아치기보다 간격을 두고 반복하는 간격 효과를 활용하자. 다양한 주제를 번갈아 학습하는 교차 연습interleaving도 좋다. 손, 눈과 귀를 동원한 다중화된 자극은 신호를 여러 경로로 새겨준다. 회복 수면은 그날의 연습을 장기 기억으로 공고화하고, 운동은 뇌를 자극해 선순환을 만든다. 처음에는 계단 한 층을 오르는 게 벅차도, 한 달 뒤엔 세 층을 오르는 게 웜업이 된다.

인지 예비능을 개선하는 것은 근력 운동과 비슷하다. 계단 오르기를 처음 시작할 때는 힘이 많이 든다. 하지만 근력이 좋아지면 점점 더 가뿐하게 계단을 오를 수 있고 운동량은 더 많아지며, 근력은 더 좋아지는 선순환이 생긴다.

(74)

> 코어가 개선되면 호흡이 가라앉고, 소화 기능이
> 개선되고, 배변과 배뇨의 불편감이 나아진다.
> 한마디로 '화병 약'인 셈이다.

　노년내과 의사들은 위장관의 근육도 골격근과 마찬가지로 근감소증이 생긴다고 생각한다. 근육이 부족하면 위식도 역류도, 소화불량도, 변비도, 방광의 예민함도 악화되는 것은 연구와 진료 현장에서 모두 명징하다. 이 문제에는 만병통치약이 있다. 충분한 단백질 섭취를 동반한 근력 운동이다. 그중 가장 먼저는 코어다. 코어가 단단해지면 몸의 중심이 먼저 가라앉는다. 횡격막이 깊게 내려앉고 골반저가 부드럽게 호응하면서, 숨이 길어지고 마음은 따라서 낮아진다.

　위는 덜 치밀어 오르고 장은 제 리듬을 회복해, 더부룩함과 막힌 듯한 답답함이 풀린다. 잘 내려가지 않던 배변이 순해지고, 사소한 자극에도 급해지던 배뇨 신호가 얌전해진다. 화장실을 덜 가고 통잠을 자니 피로가 덜하고 만사가 개운하다. ==자세가 바로 서고 호흡이 길어지면 가슴에 얹혀 있던 돌덩이가 사라진다. 결국 코어는 '화병 약'이다.== 삼킨 말과 쌓인 열, 엉킨 위장과 들쑥날쑥한 숨을 한데 모아 천천히 낮추는 약. 매일 습관을 들여 15분씩 코어를 살려보자.

코어가 개선되면 호흡이 가라앉고, 소화 기능이 개선되고, 배변과 배뇨의 불편감이 나아진다.
한마디로 '화병 약'인 셈이다.

(75)

올바른 삶의 방향은 자세에서 시작된다. 잘못된 자세에서 악순환이 시작된다. 똑바로 앉은 자세를 유지하면 긍정적인 마음을 가질 수 있고, 인지 기능이 좋아질 가능성도 있다. 또한 스트레스 상황에서 자존감을 지켜주고, 우울감을 줄일 수도 있다.

우울해서 웃지 못하는 것은 확실하지만, 보톡스를 이용해서 웃는 상을 만들어주면 기분도 좋아진다는 흥미로운 연구가 있다. 마찬가지로 마음이 위축된 이는 어깨가 말리지만, 자신감 있는 자세를 만들면 마음이 경쾌해질 것이라는 가설이 있다. 임상 연구를 설계하기 어려운 주제이지만, 자세가 무너질 때의 악순환은 이미 명징하다. 어깨가 말리고 갈비뼈가 벌어지면 숨은 얕아지고, 얕은 숨은 피로와 불안을 불러온다. 코어가 취약한 채로 골반이 틀어지면 복압이 흐트러지고 허리와 목의 통증이 연달아 따라온다.

척추가 길게 서고 골반이 수평을 찾는 순간, 횡격막은 깊이 내려가고 숨은 길어진다. 길어진 호흡은 미세한 교감신경의 과속을 늦추고, 마음의 엔트로피를 낮춘다. 그래서 자세는 모습이 아니라 전략이다. 스스로의 중심을 자꾸 떠올리고, 앉아도 서 있어도 척추를 길게 세우며, 목과 어깨의 간격을 넓히면서 긴장을 풀어준다. 자세가 바로 서면 마음은 스스로 정돈되고, 정돈된 마음은 다시 몸을 곧게 세운다. 어느덧 여기저기 아픈 곳들이 많이 좋아지기 시작할 것이다.

년 월 일

척추가 길게 서고 골반이 수평을 찾는 순간, 횡격막은 깊이 내려가고 숨은 길어진다. 길어진 호흡은 미세한 교감신경의 과속을 늦추고, 마음의 엔트로피를 낮춘다. 그래서 자세는 모습이 아니라 전략이다.

76

궁둥뼈 결절을 이용해 바르게 앉으면 척추가 불필요하게 긴장하지 않고 등뼈가 앞으로 구부러지지 않는다. 올바른 방법으로 운동을 열심히 해도 생활 속에서 하루 종일 잘못된 자세로 앉는다면 전체적인 균형은 악화된다. 지하철이나 엘리베이터를 기다리면서 서 있을 때나 걷기, 계단 오르기 등의 일상 동작을 하면서 바른 자세를 유지하고 있는지 자각하는 것이 중요하다.

잘 앉는 것은 의외로 현대인에게 쉽지 않은 과제다. 코어는 취약하고 햄스트링은 단단하기에 등받이를 기준점으로 삼게 되고, 목과 허리는 과도한 부담을 느낀다. 좌골을 잃고 꼬리뼈로 기대거나 엉덩이를 말아 앉으면, 흉곽은 눌리고 목이 앞으로 빠지며 척추기립근은 무리를 한다.

앉을 때의 기준은 등받이가 아니라 궁둥뼈 결절(좌골결절)이다. 좌골결절 위에 골반을 곧게 세워 바닥에 말뚝을 박듯 앉으면, 골반이 전후로 과도하게 기울지 않고 척추가 중립을 이룬다. 이때 횡격막과 골반저가 서로 마주 보며 복압을 고르게 나누고, 어깨 말림도 줄어든다. ==이 자세 그대로 일어나면 바르게 서는 자세가 된다. 발바닥이 바닥을 고루 느끼게 하고, 무릎은 가볍게 편다. 지하철을 기다리는 1분, 엘리베이터 앞 30초가 최고의 교정 시간이다.== 운동을 하루 종일 할 수는 없다. 이렇게 일상의 미세 정렬을 자주 확인하면, 운동으로 만든 이득이 하루 동안 새어나가지 않는다.

궁둥뼈 결절을 이용해 바르게 앉으면 척추가 불필요하게 긴장하지 않고 등뼈가 앞으로 구부러지지 않는다. 지하철이나 엘리베이터를 기다리면서 서 있을 때나 걷기, 계단 오르기 등의 일상 동작을 하면서 바른 자세를 유지하고 있는지 자각하는 것이 중요하다.

(77)

우리 몸은 사용하지 않는 것은
기능을 잃어버리는 특징이 있다.

사용하지 않으면 잃어버리는 법칙은 게으름에 대한 도덕론처럼 들리지만, 사실은 생물학적인 자원 최적화의 결과다. 사용하지 않는 회로와 조직은 에너지를 아끼기 위해 신속히 축소되고, 자주 사용하는 기능은 효율을 높이기 위해 증강된다. 그래서 장기화된 편안함은 내재 역량을 떨어뜨리는 독이 된다.

근육의 사용을 줄이면 단백질 분해 경로가 우세해지고 미토콘드리아의 질과 양도 감소한다. 기계적 부하가 가해지면 근합성이 늘고 운동신경이 근섬유를 동원할 수 있는 능력도 커진다. 뼈 역시 하중이 가해져야 밀도와 강도가 늘고, 힘을 받지 않으면 골 분해가 지배적인 상태가 된다.

뇌도 마찬가지다. 자극에 따른 뇌 가소성이 학습과 기억의 토대가 된다. 적극적 인지 활동은 시냅스의 강도와 네트워크의 효율을 높인다. 균형 감각이나 고유수용감각과 같은 눈에 띄지 않는 감각도 사용에 따라 정밀도가 향상된다. 오래 앉아만 있게 되면 전신의 협응이 둔해져 작은 실수도 낙상으로 이어진다. 요점은 간단하다. **과하지 않게, 자주, 불편하게 사용해 주면 모든 문제가 해결된다.**

우리 몸은 사용하지 않는 것은 기능을 잃어버리는 특징이 있다. 과하지 않게, 자주, 불편하게 사용해 주면 모든 문제가 해결된다.

(78)

내가 생각하는 다면적 운동의 가장 기본은 '다양성'과
'적당함'이다. 사람에게 시간과 습관의 힘은 대단해서,
굳이 건강하지 않은 불균형을 만들어낸 후
오랜 시간 그 습관을 유지하면 몸과 마음이
큰 폭으로 틀어질 수 있다.

몸은 한 가지 자극만 오래 주면 그 자극에 맞춰 효율적으로 변하지만, 그와 동시에 다른 기능은 퇴화한다. 주 5일 러닝만으로 달리기 기록은 오를 수 있으나 발목·무릎의 편측 하중 안정성, 고관절 가동 범위, 상지·척추의 지지력, 나아가 전정·고유감각은 뒤로 밀린다. 중량 운동에서 무게만 올리다 보면 대사 유연성·유산소 지구력·연부조직의 탄성 회복에 빚을 진다. 운동을 잘못해서 불균형이 한번 굳으면 경로의존성으로 인해 자세·호흡·수면·기분까지 구조적으로 틀어진다.

이렇게 불균형이 쌓이면서 움직임에 불편함이 생기는데, 기록이 슬슬 나빠지기 시작하면 오히려 강도를 더 올리는 이들이 많다. 그럴수록 운동 건강에 해를 입히게 된다. 이런 사례가 워낙 많기에 '달리면 무릎 나간다'거나 '근력 운동은 허리에 독'이라는 이야기가 나온다. 그러니 내가 부족한 영역을 더 채우자. 다양성은 나를 강점에 머물게 하지 않고 약점을 꾸준히 찾게 하는 용기다. 적당함은 욕심을 다음 주로 미루게 하는 절제다. 오래가는 몸은 다양하고 넓게 훈련하고 적당히 욕심 내는 몸이다.

내가 부족한 영역을 더 채우자. 다양성은 나를 강점에 머물게 하지 않고 약점을 꾸준히 찾게 하는 용기다. 적당함은 욕심을 다음 주로 미루게 하는 절제다. 오래가는 몸은 다양하고 넓게 훈련하고 적당히 욕심 내는 몸이다.

> **79**
>
> 쾌락의 총량은 늘릴 수 없다. 더 큰 보상(도파민)을 끊임없이 갈구하게 되면 그 결과는 절망일 수밖에 없다. 쾌락의 총량을 늘리는 방향으로 살고 싶다는 생각은 틀렸다. 주관적으로 느끼는 쾌락의 총량을 지속적으로 늘리는 것은 불가능하다.

현대 사회에서는 쾌락으로 하루를 가득 채운 사람이 승리자로 여겨진다. 대부분의 사람이 더 많은 돈과 소유물, 향락을 즐기는 이들의 모습을 SNS를 통해 바라보며 열패감을 느낀다. 하지만 쾌락은 우상향의 직선을 만들지 않는다. ==우리의 도파민 센서는 스마트폰의 카메라와 같아서 더 센 자극을 받으면 전체적인 출력값을 낮추어버린다.== 그래서 어차피 내가 즐거울 수 있는 정도에는 한계가 있고, 주관적으로 경험하는 쾌락의 총량을 계속 높이는 것은 구조적으로 불가능하다.

잠깐의 더 큰 자극 뒤에는 지루함과 불쾌가 찾아온다. 이를 의학은 항상성, 심리학은 쾌락 적응, 불교는 목마름의 연쇄라 부른다. 길은 반대편에 있다. 쾌락의 높이를 키우기보다 기준선의 안정과 감각의 해상도를 회복하는 것이다. 반대급부를 불러오는 쾌락은 스트레스를 가중한다. ==그럴수록 반대급부가 없는 슴슴하고 순수한 즐거움으로 일상을 채워야 도파민 센서가 감도를 회복할 수 있다.== 자극의 간격을 넓히고, 속도를 늦추고, 땀과 노고가 들어간 기쁨을 선택하자.

반대급부를 불러오는 쾌락은 스트레스를 가중한다. 그럴수록 반대급부가 없는 슴슴하고 순수한 즐거움으로 일상을 채워야 도파민 센서가 감도를 회복할 수 있다. 자극의 간격을 넓히고, 속도를 늦추고, 땀과 노고가 들어간 기쁨을 선택하자.

(80)

끊임없는 비교는
미래의 자기를 위협한다.

끊임없는 비교는 번뇌를 키우는 연료다. 남과 나의 간극을 들여다 보는 순간, 더 가지려는 욕심(탐貪), 기대에 못 미친 자신과 타인에 대한 분노(진瞋), 진짜 필요한 것이 무엇인지 모르는 무지(치痴)의 삼독三毒이 한꺼번에 올라온다. 분노는 스트레스다. 이 스트레스는 전두엽 기능을 떨어뜨리고(치) 편도체를 활성화시킨다(진).

이 셋은 마음을 휘저을 뿐 아니라 몸의 경보까지 켠다. 교감신경이 과속으로 달리고, 코르티솔과 아드레날린이 오래 분비되며, 잠은 얕아지고 식욕은 달고 짠 것 쪽으로 기운다. 미세한 염증이 쌓이고, 회복력은 줄어든다. 비교는 동기 부여인 듯 보이지만, 실제로는 스트레스를 악화시켜 나를 서서히 쇠약하게 한다. 오늘의 에너지가 소진되면 내일의 선택은 더 조급해지고, 조급함은 다시 비교를 부른다. 이 고리는 결국 가속노화로 이어진다. 덜 자고, 더 흥분하고, 더 자극적인 보상에 기대는 생활로 세포와 마음 모두가 빨리 닳아간다.

끊임없는 비교는 미래의 자기를 위협한다. 오늘의 에너지가 소진되면 내일의 선택은 더 조급해지고, 조급함은 다시 비교를 부른다. 이 고리는 결국 가속노화로 이어진다.

81

여러 가지 요인 때문에 탐욕, 분노, 어리석음에
사로잡혀 마음챙김에서 멀어지면 어느 순간
가속노화 생활 습관이 모락모락 피어오르게 된다.
마음챙김 수련을 통한 마음건강이야말로
노화 지연 생활 습관을 뒷받침하는
가장 중요한 원동력이 된다.

'나'에 대한 집착은 가속노화 사이클과, 악순환의 고리를 만들지만, 여기에서 빠져나올 방법이 없지는 않다. 에고ego에 여백을 만들고, 셀프self와 다시 연결하는 훈련, 즉 마음챙김이 변곡점을 만들기에 아주 좋은 방법이라 할 수 있다. '사실'과 '해석'을 분리해 보고, "나는 화났다" 대신 "화가 일어났다"고 이름 붙이며, 즉각 행동하기 전에 한 호흡만 늦춰 충동을 통과시키자. 바디 스캔으로 몸의 신호를 듣고, 교감신경이 만들어낸 턱과 목의 긴장은 내면의 웃음inner smile으로 풀어내 보자.

호흡에 집중하다 보면 아기 같이 보채던 마음이 녹아내리는 것을 느낄 수 있다. 작은 실천이지만, 이 틈이 생기는 순간, 비난처럼 들리던 말은 나를 위한 조언이 되고, 피곤함은 의지 부족이 아니라 회복의 신호로 느껴진다. 과속하던 교감신경은 서서히 느려지고, 수면과 회복의 리듬이 제자리를 찾는다. 지금, 여기의 감각을 따라 걷다 보면 가속노화의 사이클은 끊어지고 삶의 속도는 자연히 늦춰진다. 매일의 알아차림으로 마음 근력을 키우면 아심이 옅어지고, 악순환은 선순환으로 돌려진다.

여러 가지 요인 때문에 탐욕, 분노, 어리석음에 사로잡혀 마음챙김에서 멀어지면 어느 순간, 가속노화 생활 습관이 모락모락 피어오르게 된다. 마음챙김 수련을 통한 마음건강이야말로 노화 지연 생활 습관을 뒷받침하는 가장 중요한 원동력이 된다.

(82)

술 때문에 망가진 뇌를 회복하고 스트레스가
생겼을 때 다시 술을 마시지 않게 도와주는
최고의 보약은 운동과 마음챙김이다.

술은 지금 당장의 구원에 매달려 내일의 나를 저당 잡는 메피스토펠레스적 계약이다. 운동과 마음챙김은 그 반대편에 선다. 즉시의 고조 대신 축적되는 평정을 주고, 외물에 위로받는 대신 자신과의 연결을 회복시킨다. 몸을 먼저 움직여 보상 시스템의 방향을 돌리고, 마음을 비추어 충동과 나 사이에 한 호흡 길이의 여백을 만든다. 술로 습관 고리를 만들면 갈망과 폭음 때문에 원활하게 돌아가지 못하고 닫히게 되지만, 여백을 만들면 이 고리는 나의 몸, 호흡이 만들어내는 해소로 부드럽게 풀어진다.

운동은 해마와 전두엽의 회복을 돕는 BDNF(뇌유래신경영양인자)를 높이고, 도파민, 엔도르핀, 엔도칸나비노이드의 기저 수치를 건강하게 끌어올린다. 술 때문에 고장 난 하루 동안의 코르티솔 곡선이 건강한 패턴을 회복한다. 마음챙김은 다른 축을 겨냥한다. 편도체와 전전두엽의 연결을 재훈련해서 폭주하는 갈망에 브레이크를 걸어준다. 며칠이면 수면이, 2주면 집중과 기분이, 이어서 몇 달이 지나면 보상 체계가 회복되고 가속노화되었던 뇌가 젊어지기 시작한다.

년 월 일

술 때문에 망가진 뇌를 회복하고 스트레스가 생겼을 때 다시 술을 마시지 않게 도와주는 최고의 보약은 운동과 마음챙김이다.

(83)

호른 연주자 율리우스 프라네비키우스는
호른 연주자가 되려면 악기 연주를 연습하는 것도
중요하지만, 먼저 건강한 사람이 되어야 한다고 했다.
스트레칭과 명상, 요가, 알렉산더 테크닉을
연습하고, 수영과 조깅 등의 운동을 하며,
무엇보다 잘 먹고 잘 자야 한다고 역설했다.

일이 있어 늦은 밤 집에 들어오는 길에 초등학생으로 보이는 아이들이 가방을 메고 축 쳐진 채 집을 향하는 모습들이 눈에 들어왔다. 하루 종일 학원에서 시간을 보내었을 것이다. 공부를 잘하려면 잘 자야 한다. 잠을 자는 동안 그날 공부한 것이 저장된다. 성장 호르몬도 자는 동안 많이 나오기에, 아이들이 자라기 위해서나 호른 연주자의 연주력을 유지하기 위해서 잠은 필수적이다. 잠을 줄이면 스트레스 호르몬은 증가하고, 스트레스가 많으면 인지 기능이 떨어져 공부나 연습의 효과는 고꾸라진다.

스트레칭과 명상, 요가와 알렉산더 테크닉, 수영과 조깅은 스트레스를 줄이고, 수면의 질을 개선한다. 너무 바빠서 이런 데 시간을 쏟을 수 없다는 이야기를 많이 한다. 집중력과 인지 기능, 체력이 떨어진다. 스트레스가 악화되니 '맵단짠' 음식과 술, 숏폼 비디오는 더 당기고, 필요하지도 않은 물건들이 사고 싶어질 뿐이다. 그 악순환을 선순환으로 풀어내야 한다. 그러면 성취와 자기효능감은 절로 따라온다.

호른 연주자 율리우스 프라네비키우스는 호른 연주자가 되려면 악기 연주를 연습하는 것도 중요하지만, 먼저 건강한 사람이 되어야 한다고 했다. 스트레칭과 명상, 요가, 알렉산더 테크닉을 연습하고, 수영과 조깅 등의 운동을 하며, 무엇보다 잘 먹고 잘 자야 한다고 역설했다.

(84)

가속노화 사이클에 흠뻑 빠진 사람들은 '나(에고)'에게 강하게 몰입하는 경우가 많고, 이는 마음챙김이 되어 있지 않은 상태다. 조언을 들어도 수용하지 못한다. 자아가 자각을 가로막는다.

가속노화의 사이클은 대개 '나'에 대한 집착에서 속도를 얻는다. 심리학자 융의 언어로 말하면, 의식의 중심인 에고가 전부라고 믿을 때 자신의 시야가 급격히 좁아진다. 에고는 필요하지만, 삶 전체를 대표하지는 않는다. ==셀프는 의식과 무의식을 아우르는 전체적인 나라는 존재다. 나는 이 셀프에 내 몸도 포함시키는 것이 더 적확하다 생각한다. 에고만이 남은 나는 타인의 말은 공격으로, 몸의 신호는 방해로 듣는다.==

불교에서는 이런 상태를 아심, 곧 나를 중심으로만 생각하는 마음이라 부른다. 아심은 아집을 키워 내 뜻대로, 지금 당장 무언가 해야 할 것처럼 부추긴다. 집착은 번뇌를 낳고, 번뇌는 다시 집착을 부른다. 이 고리는 스트레스의 악순환과 닮아 있다. 작은 자극에도 교감신경이 과속한다. 욕심은 스트레스를 낳아, 결국 전두엽 기능이 나빠지고 편도체가 과활성화되어 공감 능력을 잃고, 탐진치가 끓어오른다. 그렇게 생활 습관은 자기학대적으로 바뀌며, 몸 건강과 뇌 건강의 악순환을 만든다.

가속노화 사이클에 흠뻑 빠진 사람들은 '나(에고)'에게 강하게 몰입하는 경우가 많고, 이는 마음챙김이 되어 있지 않은 상태다. 조언을 들어도 수용하지 못한다. 자아가 자각을 가로막는다.

> **85**
>
> 마음챙김 명상은 서서 할 수도 있고(참장),
> 걷기나 달리기, 수영, 요가, 근력 운동,
> 스트레칭을 하면서도 실천할 수 있다.

건강한 생활 습관이야 다 알지만, 스트레스가 많아 실천이 어려운 경우가 흔하다. 스트레스를 술로 풀어버리려 하지만, 알코올은 오히려 스트레스 호르몬을 증가시키고 수면의 질을 떨어뜨리기에 역효과가 날 뿐이다. 그럴 때 마음챙김 명상을 하면 좋다고들 한다. 쉽지 않다. 번뇌가 많으면 가만히 앉아 호흡에 집중하는 것은 더 어렵다. 하지만 굳이 너무 어렵게 생각할 필요도 없다.

==마음챙김 명상은 결국 지금 이 순간에 머무르는 것이 핵심이다. 몸을 쓰면서 해보는 것도 방법이다. 걷거나 달려보자. 이 순간의 호흡, 내 몸의 움직임, 땅의 느낌이 전해진다. 근력 운동도 마찬가지다. 숨을 깊게 들이마시고 내쉬면서 동작을 반복하다 보면 나의 집중은 오로지 이 순간에 머무른다.== 악기 연습도 명상이 될 수 있다. 한 음에 집중해 느리고 차분하게 호흡을 이어간다. 어느 순간 끓는 주전자의 물거품처럼 끊이지 않던 잡생각이 정리되고 마음이 신선해지는 느낌을 받는다. 짧은 시간이라도 좋다. 내 뇌에 쌓였던 가짜 피로가 순식간에 사라지는 경험을 할 수 있다.

마음챙김 명상은 결국 지금 이 순간에 머무르는 것이 핵심이다. 몸을 쓰면서 해보는 것도 방법이다. 걷거나 달려보자. 이 순간의 호흡, 내 몸의 움직임, 땅의 느낌이 전해진다. 근력 운동도 마찬가지다. 숨을 깊게 들이마시고 내쉬면서 동작을 반복하다 보면 나의 집중은 오로지 이 순간에 머무른다.

86

'마음챙김'은 삶을 위한 전략을 시작하는 기초다.
'실재감 있는 이해'를 일상에서 실천하는 것부터
시작해 보자.

마음챙김은 거창한 수행이 아니라 삶의 전략이 작동하는 운영 체제라 할 수 있다. 나는 이를 '실재감 있는 이해awareness beased on reality'라고도 부른다. 색안경이나 굴절이 있는 렌즈를 통하지 않은, 그 자체로 현실을 인지하는 것이다. 상대방의 이야기를 있는 그대로, 하지만 올바르게 받아들이고 소통하는 비폭력 대화의 방법과도 비슷하다. 눈앞의 사실과 내 해석을 분리하고, 몸, 감정, 환경에서 들어오는 신호를 날것으로 받아들이는 능력이다.

작은 것부터 시작해 볼 수 있다. 아침 3분 바디 스캔으로 오늘의 컨디션을 점검한다. 식사 전 배고픔, 식사 후 포만감을 1에서 10까지 기록한다. 걷는 동안 걸음의 리듬과 발바닥의 감각에 주의를 모은다. 분노나 불안이 치밀 때는 멈추어 호흡에 집중해 본다. 그러다 보면 화가 나며 교감신경이 활성화되는 찰나의 시간이 조금씩 확대되어 슬로우 모션처럼 느껴지는 것을 경험할 수 있다. 잠들기 전엔 하루를 마무리하며 오늘 감사할 것들을 세 개 정도 꼽아보자. 그렇게 떠올린 것들을 적어보는 것도 좋다. 이런 미세한 감각의 회복은 삶을 바라보는 관점에 좋은 변화를 준다.

년 월 일

'마음챙김'은 삶을 위한 전략을 시작하는 기초다. '실재감 있는 이해'를 일상에서 실천하는 것부터 시작해 보자. 이런 미세한 감각의 회복은 삶을 바라보는 관점에 좋은 변화를 준다.

87

호흡은 몸과 마음을 연결하는 닻이며,
몸과 마음을 살필 수 있는 하나의 통로다.

불안함을 느끼면 숨이 얕고 빨라진다. 하지만 가쁜 숨은 불안과 스트레스를 악화시킨다. 반대로 깊고 느린 숨은 우리 몸이 평온함과 안정감을 찾아가게 한다. 인류는 이 이치를 이해하며 아주 오랜 세월 동안 호흡을 바라보거나 조절하면서 마음을 다스리기 위해 노력했다. 생각이 거칠어지고 감정이 요동칠 때, 숨은 바다에 닿는 무게 추처럼 배를 원위치로 끌어당긴다. 들숨이 급하면 마음도 급하고, 날숨이 길어지면 생각의 풍랑이 잦아든다.

==저속노화의 관점에서 호흡은 가장 가까이 있는 도구다. 언제든, 어디서든, 지금 여기에서 가능하다. 바쁠수록 둘러 가듯, 마음이 급하면 꽃향기를 맡듯이 숨을 깊게 들이마시며 기지개를 켜보자.== 아주 잠깐이라도 좋다. 지금 이 순간의 호흡에 집중하기를 습관화하면 자연스럽게 일상생활에서도 그 순간에 집중할 수 있다. 이러한 마음챙김 훈련은 정신없이 바쁜 삶에서 스스로를 돌아볼 수 있게 하고, 긴장 없는 상태로 돌아오기 위한 닻을 내려놓는 것과 같다.

호흡은 몸과 마음을 연결하는 닻이며, 몸과 마음을 살필 수 있는 하나의 통로다. 이러한 마음챙김 훈련은 정신없이 바쁜 삶에서 스스로를 돌아볼 수 있게 하고, 긴장 없는 상태로 돌아오기 위한 닻을 내려놓는 것과 같다.

88

누구나 인지 예비능 부자가 될 수 있다. 인지 예비능을 보호하고 향상하는 것은 평생에 걸친 활동과 노력에 달려 있다. 우리의 뇌를 새로운 경험과 자극에 노출하는 것이 중요한데, 이를 위해서는 나에게 익숙하고 마음이 편안해지는 뇌 활용의 영역에서 벗어나는 노력이 필요하다.

뇌는 새로운 정보나 경험에 노출되면 새로운 신경망의 연결을 만들거나 기존의 연결에 변화를 줄 수 있는 신경 가소성이 있다. 이를 이용해 인지 예비능을 높이면 뇌 기능에 문제가 생겼을 때를 대비한 안전망이 두터워진다. 걷기에 필요한 최소 근력보다 여유분이 충분해야 며칠 아파 쉬어도 다시 걸을 수 있다. 마찬가지로 인지 예비능이 충분해야 구조적인 뇌 노화가 진행되어도 인지 기능이 치매로부터 멀리 떨어질 수 있다.

인지 예비능은 타고난 머리로 정해지는 것이 아니라, 평생에 걸쳐 쌓은 경험과 노력으로 채워지는 자산이다. 그래서 끊임없는 자극과 불편이 필요하다. 손이 저절로 가는 앱, 눈을 감아도 칠 수 있는 코드, 늘 가던 길의 풍경은 안심을 주지만, 신경 가소성의 관점에서 보면 발전이 멈춘 구간이다. 의도적으로 낯설게 해보자. 오른손잡이라면 왼손으로 이를 닦고, 매일 쓰는 단어 대신 새로운 어휘를 하루에 한 개씩 채워 넣고, 몸이 기억하는 동작에 변주를 준다. 같은 동네를 낯설게 걸어보고, 모르는 분야의 책을 읽어보자.

누구나 인지 예비능 부자가 될 수 있다. 인지 예비능을 보호하고 향상하는 것은 평생에 걸친 활동과 노력에 달려 있다. 우리의 뇌를 새로운 경험과 자극에 노출하는 것이 중요한데, 이를 위해서는 나에게 익숙하고 마음이 편안해지는 뇌 활용의 영역에서 벗어나는 노력이 필요하다.

89

즉각적 쾌감을 주는 수동적 인지 활동과 달리 적극적 인지 활동은 도파민을 대뇌피질 전체에 잔잔하게, 그리고 군불 때듯 뿌려주므로 뒤끝에 불쾌가 없다. 나는 이러한 도파민 분비를 '잡곡밥 같은 도파민'으로 부르기도 한다.
이런 인지 활동은 스트레스 수준도 낮추어준다.

숏폼 비디오 보기와 같이 당장 즐거운 수동적 인지 활동은 불꽃놀이처럼 화려하다. 화면을 넘기는 손끝에 즉각 도파민이 튄다. 그러나 불꽃은 금세 사그라지고, 남는 것은 어둠과 더 센 자극을 찾는 허기다. 반대로 적극적 인지 활동(읽고, 쓰고, 계산하고, 연주하고, 토론하고, 설계하고, 만들고, 문제를 풀어가는 일)은 군불을 때듯 잔잔하고 대뇌피질 전역에 도파민을 천천히, 고르게 뿌린다. 반동이 작고 잔향이 길다. 나는 이 느리고 꾸준한 보상을 '잡곡밥 같은 도파민'이라 부른다.

잡곡밥 한 그릇을 천천히 비우면 오래 든든하듯, 적극적 인지 활동은 우리의 주의와 기분을 오래 지탱한다. 이 도파민은 빚을 남기지 않는다. 급등과 급락의 진폭이 작으니, 뒤따르는 공허와 짜증, 더 강한 자극을 찾는 조급함이 줄어든다. 뇌는 명료해지고, 스트레스는 잦아든다. 우리는 몰입의 흐름에 들어가고, 마음의 엔트로피는 떨어진다. 호르몬이 균형을 찾고, 편도체가 안정되기에 생활 습관이 정갈해지는 선순환이 찾아온다. 오늘 한 페이지의 필사, 한 곡의 서툰 연주면 충분하다.

즉각적 쾌감을 주는 수동적 인지 활동과 달리 적극적 인지 활동은 도파민을 대뇌피질 전체에 잔잔하게, 그리고 군불 때듯 뿌려주기에 뒷끝의 불쾌가 없다. 나는 이러한 도파민 분비를 '잡곡밥 같은 도파민'으로 부르기도 한다. 이런 인지 활동은 스트레스 수준도 낮추어준다.

(90)

무엇이든 배우고 공부할 수 있는 능력은
변화하는 세상에서 미래를 살아가기 위한
생존 기술이자 내재 역량의 밑거름이 된다.

뇌의 힘도 두 갈래가 있다. 암기력 등 유동 지능fluid intelligence은 중추신경계의 성숙에 비례하여 기능이 향상되다가 쇠퇴하지만, 내 머릿속에 기록된 지식의 그물망이라 할 수 있는 결정 지능crystallized intelligence은 성장 마인드셋을 발휘해 공부를 게을리하지 않으면 계속 나아질 수 있다. 함부로 술, 담배를 하며 대사 건강 관리를 게을리하면 뇌 노화는 더욱 빨라지고 차분히 공부할 틈이 없어 유동 지능과 결정 지능 모두 빠르게 쇠퇴한다. 그래서 소싯적에 예리하던 이라도 곧 빛을 잃어버려 흐리멍텅한 중년이 되고 만다.

오늘의 한 문단, 한 개념, 한 번의 질문이 그물을 넓히고, 넓어진 그물은 험한 불확실성의 미래에서 든든한 안전망의 역할을 해준다. 그래서 배움은 취미가 아니라 체력이다. 배우는 몸은 호기심을 에너지로 바꾸고, 좌절을 과제로 바꾼다. 오늘의 배움이 내일의 선택지를 넓히고, 넓어진 선택지가 다시 배움을 부른다. 그렇게 축적의 곡선 위에 서면, 나이는 숫자일 뿐이고 내재 역량은 서사가 된다. 세상이 빨라질수록 우리는 더 오래 배우며 성장하며 더 천천히 깊어진다.

년 월 일

무엇이든 배우고 공부할 수 있는 능력은 변화하는 세상에서 미래를 살아가기 위한 생존 기술이자 내재 역량의 밑거름이 된다.

91

내가 생각하는 글쓰기는 자기돌봄이다.
한 자 한 자 적어나가면서 뇌 곳곳이 활성화되고
새로운 신경 연결이 일어난다. 뇌가 하는 근력 운동,
달리기, 명상이라고도 할 수 있다.

한 자 한 자를 고르고 배치하는 동안 호흡은 길어지고, 마음의 소음은 낮아진다. 문장을 세우는 일은 뇌의 여러 회로를 동시에 깨운다. 기억에서 재료를 꺼내 와 몰입으로 요리를 한다. 나의 감정은 양념이 되며, 그렇게 글을 쓰는 동안 머릿속을 맴돌던 번뇌가 사라지는 것을 느낀다. 글쓰기는 근력 운동과 비슷하다. 처음 쓸 때는 힘이 많이 들지만, 점점 즐거워진다. 데드리프트를 처음 배울 때에는 가벼운 무게도 무겁게 느껴지지만, 꾸준한 연습은 중량을 쉽게 다룰 수 있게 해준다.

글쓰기는 달리기와도 닮았다. 첫 문장을 뗄 때 숨이 조금 가빠지지만, 리듬이 잡히면 발과 호흡이 합을 맞추듯 문장과 생각이 보폭을 맞춘다. 그렇게 이 순간에 몰입하다 보면 어느덧 이야기는 풍성하게 쌓여 있다. 글을 쓰다 지치면 달리고, 달리면 글감이 샘솟는다. 글쓰기는 명상이기도 하다. 지금 이 순간에 확실히 머무를 수 있는 정적의 시간 속에 손가락의 움직임이 마음의 파도를 가라앉힌다. 그래서 저속노화의 관점에서 글쓰기는 시간을 농밀하게 하는 도구다.

년   월   일

내가 생각하는 글쓰기는 자기돌봄이다. 한 자 한 자 적어나가면서 뇌 곳곳이 활성화되고 새로운 신경 연결이 일어난다. 뇌가 하는 근력 운동, 달리기, 명상이라고도 할 수 있다.

(92)

밤에는 어두운 분위기에서 종이책을 즐기다가
이완 명상을 통해 잠을 청해 보자. 글쓰기를 해보는
것도 좋다. 떠오르는 생각을 글이나 마인드맵 형태로
정리하다 보면 잡념이 정리되고 불필요한
불안과 걱정을 덜 수 있다.

빛을 낮추고 종이책을 펼친다. 어둠은 멜라토닌의 분비를 방해하지 않는 가장 원시적 수면 신호다. 화면의 청색광과 끊임없는 스크롤은 각성을 부르고 호흡을 가쁘게 하는 반면, 부드러운 빛과 종이책의 리듬은 편안을 부른다. 잘 자야 한다는 생각에 빠질 필요는 없다. 느리고 편안한 호흡은 각성을 녹여 잠을 부른다.

하지만 여전히 오늘과 내일의 일이 끊임없이 떠올라 잠을 이루기 어려울 것이다. 이때는 빈 종이가 필요하다. 머릿속에서 미결 과제가 맴도는 상태는 디폴트 모드 네트워크를 과활성하며 각성을 끌어올린다. 떠오르는 생각을 문장이나 마인드맵으로 내려놓으면 cognitive offloading, 생각과 걱정, 되새김의 고리가 끊기고 잡념과 불안은 사그러든다. 노트를 덮고 불을 낮추면 잠이 솔솔 온다. 밤새 뇌의 글림프 시스템 glymphatic system이 뇌의 찌꺼기를 정리한다. 이렇게 잠들어 얻은 회복은 다음 날의 집중, 식욕, 기분을 한 번에 정렬해, 저속노화의 선순환을 만든다.

밤에는 어두운 분위기에서 종이책을 즐기다가 이완 명상을 통해 잠을 청해 보자. 글쓰기를 해보는 것도 좋다. 떠오르는 생각을 글이나 마인드맵 형태로 정리하다 보면 잡념이 정리되고 불필요한 불안과 걱정을 덜 수 있다.

> 93

**우리가 사는 세상은 굴레와 속박으로
이루어진 곳이다. 하지만 어떤 고락에든
금방 적응하도록 만들어진 게 인간이다.**

굴레와 속박은 집착이 짠 그물이다. 무상한 것을 붙잡고 이대로 계속되기를 바라는 순간 마음은 스스로를 묶어버린다. 즐거움은 어느덧 심심해진다. 달콤한 보상은 금세 무뎌지지만, 인간은 놀랄 만큼 빨리 적응한다. 우리는 이 굴레를 풀기 위해 애쓴다. 더 많은 즐거움, 또는 좋아 보이는 것들에 목마름을 느낀다. 이러한 좇음은 일시적인 즐거움에 뒤따르는, 불쾌와 목마름이라는 반대급부를 부른다. 이 굴레를 푸는 가장 효과적인 길은 결국 집착의 무한한 고리를 알아차리는 것이다.

==한 호흡, 한 걸음 동안 나의 욕망을 바라보고, 한 숟가락의 음식을 천천히 음미하며 나의 충동을 덜어내 보자.== 시원한 맥주가 당길 때 일단 천천히 물을 한 잔 마시자. 그러면 목마름의 폭풍은 사그라들고 평정이 돌아오게 된다. ==지속가능한 저속노화적 삶은 더 그러모으고자 하는 욕심에서가 아닌, 지금 놓아도 되는 것들을 놓아주는 데서 이루어진다.== 그렇게 마음이 가벼워지고 삶은 깊어진다. 그때 비로소 굴레와 속박에서 우리는 자유로워질 수 있다.

년 월 일

한 호흡, 한 걸음 동안 나의 욕망을 바라보고, 한 숟가락의 음식을 천천히 음미하며 나의 충동을 덜어내 보자. 지속가능한 저속노화적 삶은 더 그러모으고자 하는 욕심에서가 아닌 지금 놓아도 되는 것들을 놓아주는 데서 이루어진다. 그때 비로소 굴레와 속박에서 우리는 자유로워질 수 있다.

> **94**

사회적 관계는 양보다 질이다.
강한 사회적 연결이 건강과 장수에 긍정적인 효과를
가지지만, 스트레스를 유발하는 부정적인 관계는
건강을 해칠 수 있다.

연락처가 빼곡해도 마음이 고립될 수 있고, 손에 꼽는 몇 사람만으로도 하루가 단단해질 수 있다. 위로의 한마디, 함께 걷는 30분이 염증의 잔불을 낮추고 다음 날의 의지를 북돋는다. 호흡은 편안해지고, 잠은 깊어진다. 반대로 스트레스를 유발하는 부정적 관계는 보이지 않는 세금을 부과한다. 끝없는 비교와 비난, 경계가 무시되는 만남은 코르티솔을 길게 끌어올리고, 혈당과 혈압을 흔들며, 마음의 여유를 잠식한다. 버티기만 할수록 몸은 먼저 닳는다.

저속노화의 관점에서 관계는 안전망이다. 나를 더 나답게 하는 몇 사람에게 시간과 주의를 배당하고, 소모만 남기는 연결에는 조용히 경계를 세운다. 탐진치로 가득한 이들과 가까이하지 않는 것은 냉정이 아니라 건강을 지키는 과정이라 생각하자. ==행복한 삶의 힘은 좋은 사람들과의 느슨하되 튼튼한 그물에서 나온다. 관계의 양을 늘리려 애쓰기보다, 관계의 질을 가다듬자. 마음이 편안해지는 몇 얼굴을 떠올리며 오늘 한 통의 안부를 건넨다.==

행복한 삶의 힘은 좋은 사람들과의 느슨하되 튼튼한 그물에서 나온다. 관계의 양을 늘리려 애쓰기보다, 관계의 질을 가다듬자. 마음이 편안해지는 몇 얼굴을 떠올리며 오늘 한 통의 안부를 건넨다.

> (95)
>
> 한 사람의 건강은 다른 사람의 건강에 영향을 미치고 이것이 모여 한 사회의 건강이 된다.

한 사람의 건강은 사적 재산일 뿐 아니라 공공의 환경이 되기도 한다. 내가 자기돌봄을 통해 차분하고 화를 잘 내지 않는 뇌를 만들면 상대를 자애롭게 대할 수 있고, 상대는 나와의 상호작용에서 안녕감을 느끼기에 스트레스가 완화되는 좋은 경험을 한다. 전날 밤 잘 자고 출근한 동료는 팀의 집중을 길고 또렷하게 한다. 흡연, 폭음, 수면 부채와 무질서한 식사로 안개가 낀 동료의 뇌는 조직 전체의 건강과 감정, 그리고 성과까지 갉아먹는다.

화가 가득한 사람이 운전하다가 도로에서 상향등을 번쩍이면 그 상향등은 주변 사람들의 편도체에 불꽃을 튀긴다. 가속사회에서 사람들은 서로에게 가속노화를 전염시킨다. 그래서 나의 저속노화는 나를 위한 선택이면서, 동시에 가장 가까이에 있는 공공정책이 된다. 습관은 모방되고, 감정은 동조하며, 환경은 사람을 닮는다. 그렇게 개인의 작은 선택들이 모여 동네의 평균 심박을 낮추고, 도시의 염증을 줄이며, 한 사회의 기대수명 곡선을 서서히 들어 올린다. 개인의 저속노화가 모이면, 사회도 변한다.

한 사람의 건강은 다른 사람의 건강에 영향을 미치고 이것이 모여 한 사회의 건강이 된다.

(96)

가속노화는 전염되는 것일지도 모른다.
가속노화된 리더가 사람을 가속노화시키기 때문이다.

가속노화는 리더로부터도 전염된다. 잠이 모자라고 늘 급한 리더는 팀의 안녕을 바꾼다. 밤중의 메시지 한 통, 번복되는 우선순위, 비교를 부추기는 칭찬과 채근, '지금, 당장, 빨리'를 기본값으로 깔아두는 말버릇이 보이지 않는 전염 경로가 된다. 이러한 리더들은 전두엽 기능이 떨어지기에, 다이내믹한 상황을 파악하지 못하고, 쉽게 격노하며, 고집불통인 경우도 많다. 코르티솔의 집단 농도가 올라가고, 수면은 얕아지며, 점심 먹는 속도는 빨라지고, 운동과 인간관계는 캘린더 바깥으로 밀린다.

리더 한 사람이 주변 사람들의 내재 역량을 깎아, 팀 전체의 사고력의 품질과 회복 탄력성을 떨어뜨린다. 빠르게 달리지만 그 달림은 공회전에 그쳐 결국 성과도 잦아드는 악순환. 이럴 때 더 열심히 일하는 것은 소용없다. 그 일이라는 것은 대개 리더의 심기를 맞추기 위한 가짜 노동이니까. 리더는 성과의 최고치가 아니라 엔트로피의 최저치를 결정한다. 리더가 먼저 잘 자고, 잘 먹고, 움직이며, 번아웃을 영웅담이 아닌 설계 실패로 다루는 태도를 가지면 저속노화의 조직문화가 찾아온다.

리더가 먼저 잘 자고, 잘 먹고, 움직이며, 번아웃을 영웅담이 아닌 설계 실패로 다루는 태도를 가지면 저속노화의 조직문화가 찾아온다.

> **97**

소비자본주의는 삶의 경험을 소비재로 만든다.
그 결과로 마음챙김, 운동, 책 읽기, 생각하기에
쓸 여력이 남지 않는다.

소비자본주의는 삶의 경험을 상품으로 만든다. 휴식은 항공권과 빡빡한 여행 스케줄로, 위로는 스파 바우처로, 모험은 액티비티 체험권으로, 자연은 글램핑 패키지로 포장된다. 그 결과 남는 것은 자랑할 수 있는 SNS의 인증샷이다. 상품화된 활동에 마치 일하듯 시간을 보내느라 구매 버튼으로 해결이 되지 않는 마음챙김, 운동, 책 읽기, 생각하기는 즉각 보상이 약하다는 이유로 자꾸 뒤로 밀린다. 그렇게 하루는 채워지는 듯 비어가고, 몸은 피곤한데 마음은 더 허기지다.

==소비는 즉각적인 결과를 약속하지만 삶은 과정이 필요하다. 해야 하는 것은 방향의 전환이다. 쓰는 돈을 줄이기보다 사는 속도를 늦춰야 한다. SNS와 광고에 맞춰진 템포는 멈추고, 나만의 리듬을 경험해야 한다.== 운동화를 신고 나가 달리는 시간은 나를 돌보는 시간이다. 책은 소유할 때가 아니라 체류할 때 의미가 있다. 생각하기 역시 뇌가 경험하는 근력 운동의 과정이다. 그렇게 하루는 오롯이 내 것이 될 수 있다.

소비는 즉각적인 결과를 약속하지만 삶은 과정이 필요하다. 해야 하는 것은 방향의 전환이다.
쓰는 돈을 줄이기보다 사는 속도를 늦춰야 한다. SNS와 광고에 맞춰진 템포는 멈추고, 나만의 리듬을 경험해야 한다.

98

돈은 영양분, 운동, 재화와 마찬가지로
가치 중립적이며 도구적인 것으로 이해해야 한다.
돈은 너무 부족해도 큰 문제를 일으킨다.
그러나 돈에 대해 잘못된 생각을 하는 것도
삶에 큰 문제를 일으킬 수 있다.

돈은 목표가 아닌 수단이다. 칼로리를 너무 적게 먹으면 몸이 망가지듯, 돈이 지나치게 부족하면 삶의 기초가 흔들린다. 그러나 영양제를 만병통치약으로 믿듯 돈을 과대평가하거나, 반대로 돈을 더럽다며 부정하는 태도 역시 삶에 큰 문제를 낳는다. 돈은 중요한 안전망이기도 하기 때문이다. 도구가 주인이 되는 순간, 우리는 속도를 잃고 방향을 잃는다. 돈이 걱정의 근원이 되거나, 허영의 표식이 되거나, 불안을 잠시 덮는 자극이 되는 순간, 마음의 호흡은 짧아지고 선택은 조급해진다.

돈을 도구로 보는 시선이 자리 잡으면, 우리는 '얼마나 더 벌 것인가'보다 '어떻게 잘 쓸 것인가'를 묻게 된다. 건강, 수면, 배움, 관계 같은 복리 자산에 우선 배분하며, 과시적 소비 대신 기능적 지출을 선택한다. 그러면 그때부터 같은 소득을 벌더라도 더 먼 거리를 갈 수 있다. 돈이 곧 가치라는 등식이나 돈으로 모든 문제가 해결된다는 망상은 탐진치를 높인다. 결국 돈은 방향이 아니라 수단이다. 돈이 나를 살리는 연료가 될지, 나를 소모시키는 불꽃이 될지는 태도의 문제다. 내가 무엇을 중요하게 여기는지가 선명할수록, 돈은 그쪽으로 조용히 정렬된다.

돈을 도구로 보는 시선이 자리 잡으면, 우리는 '얼마나 더 벌 것인가'보다 '어떻게 잘 쓸 것인가'를 묻게 된다. 건강, 수면, 배움, 관계 같은 복리 자산에 우선 배분하며, 과시적 소비 대신 기능적 지출을 선택한다. 그러면 그때부터 같은 소득을 벌더라도 더 먼 거리를 갈 수 있다.

(99)

숫자는 멀고 이야기는 가깝다.
건강 지식도 마찬가지다. 건강 리터러시가 필요하다.
넘쳐나는 건강 정보를 분별 있게 걸러서
받아들여야 한다.

논문의 숫자와 그래프는 눈앞에서 흐릿하게 지나가지만, 가운을 입고 화면에 나온 이의 언변과 "좋다더라"는 친구의 간증은 마음에 명확하게 꽂힌다. 많은 사람에게 의학적 근거는 복잡하고 설득력이 약해 보인다. 반면, 내러티브에는 쉽게 설득당해 영양제나 각종 물건을 끊임없이 사들이거나, 희한한 괴담에 빠져 꼭 필요한 약을 함부로 끊기도 한다. 기본적인 생활 습관은 수명에 20년 가까이 차이를 만들지만, 처방전 없이 돈을 내고 주문할 수 있는 것들은 최소한의 효과조차 의심스러울 때가 많다. 함부로 약을 끊으면 때 이른 사망을 초래할 수도 있다.

건강 리터러시는 무엇이 나에게 유익한가를 올바르게 가늠하는 힘이다. 과장된 제목을 보면 질문을 하자. 상대위험이 아닌 절대위험은 얼마나 변하나, 효과는 일상에서 체감 가능한 수준인가, 대가와 부작용은 무엇인가, 내 나이와 질병 위험도에서 이득이 실제로 발생하는가. 단 한 번의 연구가 아니라 여러 연구의 합이 같은 방향을 가리키는가, 그 결과를 뒷받침하는 생물학적 근거는 있는가. 그렇게 선별된 근거를 천천히 우리의 습관에 통합시키면 대개 안전하다.

년 월 일

숫자는 멀고 이야기는 가깝다. 건강 지식도 마찬가지다. 건강 리터러시가 필요하다. 넘쳐나는 건강 정보를 분별 있게 걸러서 받아들여야 한다.

(100)

다소 번거롭더라도 내 병과 약의 목록은
내가 관리하는 수밖에 없다.
스스로가 최소한의 주치의 역할을 해야 한다.

노년기에는 한 사람 안에 만성질환의 개수가 늘면서 병과 기능을 함께 관리할 수 있는 일차 의료 체계, 즉 주치의의 개념이 더욱 중요해진다. 하지만 한국에는 평생 동안 나와 동행해 주는 주치의 제도가 존재하지 않는다. 병원이 분절되고, 진료과가 나뉘고, 약 봉투가 늘어날수록 다제 약물의 위험은 커진다. 그래서 최소한의 주치의는 결국 나여야 한다. 건강 리터러시, 즉 올바르게 의학 정보를 이해하고 일상에 적용할 수 있는 능력, 용량과 기간을 아는 힘이야말로 한국 의료 환경에서 내가 할 수 있는 현실적인 안전망이다.

나의 자산 포트폴리오를 스스로 관리하듯 건강의 포트폴리오도 관리해야 한다. 앓고 있는 질환, 복용 중인 약과 건강기능식품의 이름·용량·복용 시간·시작일, 과거의 부작용·알레르기를 정리해서 기록해 두어야 한다. 약과 병이 뒤섞여 소용돌이를 만들지 않도록 단골 의사에게 처방을 검토받는 것이 좋다. 필요할 때는 복수의 전문가에게 2차 의견을 구해야 하지만, 무작정 닥터 쇼핑으로 불안감을 잠재우려는 시도는 약과 병이 더 꼬이게 할 수 있기에 주의가 필요하다.

다소 번거롭더라도 내 병과 약의 목록은 내가 관리하는 수밖에 없다. 스스로가 최소한의 주치의 역할을 해야 한다.

101

이제 실천만이 남았다. 당신의 1년은 얼마인가. 그것은 우리가 얼마나 의미 있고 건강한 삶을 만들어가는지에 달렸다. 한 해 한 해 가장 소중한 1년을 만들어가길 바란다.

이제 남은 것은 실천이다. 그동안 계획은 충분했고, 다짐은 여러 번이었다. 시간을 평가하는 기준은 달력의 숫자가 아니라 우리가 쌓아 올린 하루들의 질이다. 당신의 1년은 얼마짜리인가. 그 값은 연봉으로 정해지지 않는다. 먹고, 움직이고, 자고, 배우고, 나누는 단순한 선택들이 복리로 겹쳐져 비로소 한 해의 총합을 만든다. 병이 없기만 한 해가 아니라, 아침이 또렷하고 일에 몰입이 생기며, 배움이 진행되는 해. 그해의 가치는 내 경험이 만든다.

흐트러지면 원점으로, 피곤하면 잠으로, 흔들리면 호흡으로 돌아오는 능력. 그 능력이 있을 때 실천은 의지가 아니라 생활이 된다. 가장 소중한 1년을 만들자. 미래의 내가 고맙다고 말할 수 있는 1년, 나이라는 숫자가 설명하지 못하는, 내가 성장하는 1년이다. 시간을 적으로 대하지 말고 재료로 삼자. 오늘의 작지만 선명한 실천을 이어 붙이면, 365일은 단순한 횟수가 아니라 하나의 작품이 된다. 그리고 다음 해는, 그 작품 위에서 우리는 더 멀리 나아간다.

년 월 일

가장 소중한 1년을 만들자. 미래의 내가 고맙다고 말할 수 있는 1년, 나이라는 숫자가 설명하지 못하는, 내가 성장하는 1년이다.

출전

001 《저속노화 마인드셋》, 웨일북, 2025, 6쪽.
002 《당신도 느리게 나이 들 수 있습니다》, 더퀘스트, 2023, 260~261쪽, 264쪽.
003 《느리게 나이 드는 습관》, 한빛라이프, 2023, 10~11쪽.
005 《저속노화 마인드셋》, 웨일북, 2025, 286쪽.
006 〈'저속노화 사회실험가' 정희원의 '기울어진 운동장 바로잡기'〉, 《시사IN》, 2025.6.17.
008 《당신도 느리게 나이 들 수 있습니다》, 더퀘스트, 2023, 17, 26쪽.
009 《당신도 느리게 나이 들 수 있습니다》, 더퀘스트, 2023, 191쪽.
010 《지속가능한 나이듦》, 두리반, 2023, 22쪽.
011 《당신도 느리게 나이 들 수 있습니다》, 더퀘스트, 2023, 225~226쪽.
012 《지속가능한 나이듦》, 두리반, 2023, 89쪽.
013 《느리게 나이 드는 습관》, 한빛라이프, 2023, 8쪽.
014 《느리게 나이 드는 습관》, 한빛라이프, 2023, 297쪽.
015 《당신도 느리게 나이 들 수 있습니다》, 더퀘스트, 2023, 157쪽.
016 《지속가능한 나이듦》, 두리반, 2023, 84쪽.
017 〈'개저씨' 되기 싫으면 움직여라…이 근육 키우면 90대도 거뜬 [마흔공부②]〉, 《중앙일보》, 2024.3.30.
018 《저속노화 식사법》, 테이스트북스, 2024, 150쪽.
019 《지속가능한 나이듦》, 두리반, 2023, 21쪽.
020 《느리게 나이 드는 습관》, 한빛라이프, 2023, 295쪽.
021 《당신도 느리게 나이 들 수 있습니다》, 더퀘스트, 2023, 218쪽.
022 《당신도 느리게 나이 들 수 있습니다》, 더퀘스트, 2023, 223쪽.
023 《저속노화 마인드셋》, 웨일북, 2025, 292쪽.
024 《당신도 느리게 나이 들 수 있습니다》, 더퀘스트, 2023, 176쪽.
025 《저속노화 식사법》, 테이스트북스, 2024, 67쪽.
026 《저속노화 식사법》, 테이스트북스, 2024, 92~93쪽.
027 《당신도 느리게 나이 들 수 있습니다》, 더퀘스트, 2023, 176~177쪽.

028 《저속노화 식사법》, 테이스트북스, 2024, 166쪽.
029 《느리게 나이 드는 습관》, 한빛라이프, 2023, 119쪽.
030 《지속가능한 나이듦》, 두리반, 2023, 38쪽.
031 《당신도 느리게 나이 들 수 있습니다》, 더퀘스트, 2023, 171쪽.
032 《저속노화 마인드셋》, 웨일북, 2025, 230쪽.
033 유튜브 〈정희원의 저속노화〉, 2025.5.13.
034 유튜브 〈정희원의 저속노화〉, 2025.8.11.
035 《저속노화 마인드셋》, 웨일북, 2025, 229쪽.
036 《저속노화 마인드셋》, 웨일북, 2025, 287~288쪽.
037 《지속가능한 나이듦》, 두리반, 2023, 72쪽.
038 @DrEcsta, 트위터(X), 2025.2.26.
040 《저속노화 마인드셋》, 웨일북, 2025, 286쪽.
041 《당신도 느리게 나이 들 수 있습니다》, 더퀘스트, 2023, 183쪽.
042 《당신도 느리게 나이 들 수 있습니다》, 더퀘스트, 2023, 177쪽.
043 〈[일사일언] 진시황도 몰랐던 장수 비결〉, 《조선일보》, 2023.3.15.
044 《당신도 느리게 나이 들 수 있습니다》, 더퀘스트, 2023, 260쪽.
045 《저속노화 마인드셋》, 웨일북, 2025, 309쪽.
046 @DrEcsta, 트위터(X), 2024.11.20.
047 @DrEcsta, 트위터(X), 2025.4.22.
049 《느리게 나이 드는 습관》, 한빛라이프, 2023, 305쪽.
050 《지속가능한 나이듦》, 두리반, 2023, 78쪽.
051 @DrEcsta, 트위터(X), 2025.4.25.
052 《당신도 느리게 나이 들 수 있습니다》, 더퀘스트, 2023, 48쪽, 51쪽, 53쪽.
053 《느리게 나이 드는 습관》, 한빛라이프, 2023, 264쪽.
054 유튜브 〈최성운의 사고실험〉, 2024.11.7.
055 〈'개저씨' 되기 싫으면 움직여라…이 근육 키우면 90대도 거뜬 [마흔공부②]〉, 《중앙일보》, 2024.3.30.
057 《당신도 느리게 나이 들 수 있습니다》, 더퀘스트, 2023, 187쪽.
058 @DrEcsta, 트위터(X), 2025.2.25.
060 @DrEcsta, 트위터(X), 2025.2.26.
061 〈몸과 마음을 회복하는 휴가, 소진하는 휴가〉, 《이코노미 조선》, 2022.8.1.
062 《저속노화 마인드셋》, 웨일북, 2025, 214쪽.
063 《당신도 느리게 나이 들 수 있습니다》, 더퀘스트, 2023, 140쪽.
064 《지속가능한 나이듦》, 두리반, 2023, 48쪽.

065 〈'저속노화 사회실험가' 정희원의 '기울어진 운동장 바로잡기'〉, 《시사IN》, 2025.6.17.
066 《당신도 느리게 나이 들 수 있습니다》, 더퀘스트, 2023, 88~89쪽.
067 《느리게 나이 드는 습관》, 한빛라이프, 2023, 194쪽.
068 《지속가능한 나이듦》, 두리반, 2023, 86쪽.
069 《당신도 느리게 나이 들 수 있습니다》, 더퀘스트, 2023, 124쪽.
070 《당신도 느리게 나이 들 수 있습니다》, 더퀘스트, 2023, 124쪽.
071 《느리게 나이 드는 습관》, 한빛라이프, 2023, 215~216쪽.
073 《느리게 나이 드는 습관》, 한빛라이프, 2023, 285쪽.
074 《느리게 나이 드는 습관》, 한빛라이프, 2023, 194쪽.
075 《당신도 느리게 나이 들 수 있습니다》, 더퀘스트, 2023, 111~114쪽.
076 《당신도 느리게 나이 들 수 있습니다》, 더퀘스트, 2023, 116~117쪽.
077 《느리게 나이 드는 습관》, 한빛라이프, 2023, 187쪽.
078 《느리게 나이 드는 습관》, 한빛라이프, 2023, 306쪽.
079 《당신도 느리게 나이 들 수 있습니다》, 더퀘스트, 2023, 34~36쪽.
080 《당신도 느리게 나이 들 수 있습니다》, 더퀘스트, 2023, 158쪽.
081 《당신도 느리게 나이 들 수 있습니다》, 더퀘스트, 2023, 137쪽.
082 《당신도 느리게 나이 들 수 있습니다》, 더퀘스트, 2023, 190쪽.
083 《당신도 느리게 나이 들 수 있습니다》, 더퀘스트, 2023, 226쪽.
084 《당신도 느리게 나이 들 수 있습니다》, 더퀘스트, 2023, 131쪽.
085 《느리게 나이 드는 습관》, 한빛라이프, 2023, 266쪽.
086 〈의사 정희원, 느리게 나이 드는 습관의 비밀〉, 《채널예스》, 2023. 3.17.
087 《느리게 나이 드는 습관》, 한빛라이프, 2023, 269쪽.
088 《느리게 나이 드는 습관》, 한빛라이프, 2023, 288쪽.
090 《당신도 느리게 나이 들 수 있습니다》, 더퀘스트, 2023, 229쪽.
091 @DrEcsta, 트위터(X), 2025.6.22.
092 《저속노화 마인드셋》, 웨일북, 2025, 231쪽.
093 @DrEcsta, 트위터(X), 2024.2.12.
094 《느리게 나이 드는 습관》, 한빛라이프, 2023, 296쪽.
095 @DrEcsta, 트위터(X), 2025.4.5.
096 @DrEcsta, 트위터(X), 2025.12.10.
097 《당신도 느리게 나이 들 수 있습니다》, 더퀘스트, 2023, 238쪽.
098 《당신도 느리게 나이 들 수 있습니다》, 더퀘스트, 2023, 254쪽.
099 @DrEcsta, 트위터(X), 2025.6.4.
100 《느리게 나이 드는 습관》, 한빛라이프, 2023, 170쪽.
101 《느리게 나이 드는 습관》, 한빛라이프, 2023, 306쪽.